今天也活得輕鬆一些

身心科醫師給「**高功能焦慮者**」，
關於心理健康的全面方案。

李旻珊

——
著

自序

　　在身心科經年累月的診療過程中，我發現，近幾年被焦慮所困擾的朋友越來越多。每個人的焦慮會用不同的方式呈現，但共通點是他們總是努力維持日常生活的步調，內心卻飽受折磨、感到徬徨無助，獨自躊躇了良久並鼓起勇氣求助後，才發現其實有許多可以改善現狀的方法，也了解自己發生了什麼事。

　　有鑑於此，我希望能幫助這些受困擾的朋友們撥開身心症的迷霧，縮短孤單迷茫的時間，早一步釐清問題所在，並及時調整身心狀態，以提升生活品質；另外，隨著社會大眾越來越重視心理健康與醫療不斷進步之下，各式新興治療百花齊放，我們的選擇也越來越多元，書中更提供了實用的方法，從培養運動習慣、補充營養素、正念，到腦刺激治療及芳香療法，都能幫助讀者舒緩焦慮。希望這本書會成為你健康旅程的起點，陪你一起找回身心的平衡。

目錄

第
一
部

我們以為的小毛病，
都是真實的身心狀態

——別被病名嚇壞了，它是身體最好的照護提醒——

|第一章|

為什麼總是感到疲倦，卻無法好好休息？

| 第二章 |

從緊張、低落到煩躁，觀察我的焦慮等級

| 第三章 |

希望一切都在控制中，卻又不斷擔心害怕

| 第四章 |

現代人的新興疾病，
這些健康殺手正入侵你的生活

第
二
部

透過治療或自我調適，
找回身心的平衡

──從根本解決病灶，一切都會有好轉的那天──

| 第五章 |

開始服藥就要吃一輩子？
身心科醫生給你的用藥提醒

| 第六章 |

從生活中調解壓力及情緒，與身體和諧共處

你是不是也
「高功能焦慮」了呢？

請試著回想，你是否總覺得每天焦慮不安、不自在、緊張和失控感，這些情緒彷彿隨時隨地纏繞在身上，你沒有一刻是放鬆的，就連原本該快樂的情境，神經也依然緊繃。然而，你總是將這些煩惱藏在內心深處，在外人眼中，你是個把生活打理得井井有條，與人應對和談吐也十分得體的人……

◈ 高功能焦慮藏在哪些人心中？

事實上，高功能焦慮並不是一個正式的精神疾病，因為精神疾病診斷通常需要有生活功能上的缺損，嚴重影響到日常才會成立。高功能焦慮可以說是現代文明下的產物，尤其是在開發程度越高的地區越常見到。身處在高功能焦慮之下的人，其焦慮指數可能和焦慮症差不多，卻仍咬緊牙關，努力維持工作成績、進行財務管理、處理生活中的大小事、維持社交關係等等，而且還表現得相當出色，以致於外人察覺不到他們的異樣，甚至覺得他們的生活已經足夠完美幸福，只有他們自己知道，內心因為深受焦慮折磨而悶悶不樂。

高功能焦慮的特徵

○ 害怕失敗、在意別人評價，總是戰戰兢兢。

○ 經常擔心會有不好的事情發生，但又難述說是什麼事情。

○ 習慣長時間或超時工作、希望能在工作上表現完美。

○ 即使休假，依舊無法放鬆。

○ 就算已經表現得很好，仍會不斷檢討和審視自己。

○ 內心常常有一股憤怒，但會努力壓抑不表現出來。

○ 肌肉時常緊繃、下意識一直聳肩或牙關緊閉到頭痛。

○ 難以入睡或不良的睡眠品質。

　　高功能焦慮是一體兩面的，一方面它能鞭策你在工作上有優秀的表現，卻又日復一日消磨你的心智。當你累積過多的精神負擔，若是棄置不管，甚至會衍生為焦慮症、憂鬱症或是自律神經失調。因此，要謹慎以對每一次細微的焦慮。可以運用第10-15頁的過勞評估量表和壓力指數測量表來自我檢視現在壓力指數。

　　在高壓的生活環境，想要遠離現代文明病是很困難的。平時懂得覺察自我身心狀態和適時減壓、照顧心靈、保健大腦，是現代人的必備技能。就讓我們從這本書開始吧！

過勞評估量表

一、個人疲勞

1. 你常覺得疲勞嗎？

☐（1）總是　☐（2）常常　☐（3）有時候　☐（4）不常
☐（5）從未或幾乎從未

2. 你常覺得身體上體力透支嗎？

☐（1）總是　☐（2）常常　☐（3）有時候　☐（4）不常
☐（5）從未或幾乎從未

3. 你常覺得情緒上心力交瘁嗎？

☐（1）總是　☐（2）常常　☐（3）有時候　☐（4）不常
☐（5）從未或幾乎從未

4. 你常會覺得，「我快要撐不下去了」嗎？

☐（1）總是　☐（2）常常　☐（3）有時候　☐（4）不常
☐（5）從未或幾乎從未

5. 你常覺得精疲力竭嗎？

☐（1）總是　☐（2）常常　☐（3）有時候　☐（4）不常
☐（5）從未或幾乎從未

6. 你常常覺得虛弱，好像快要生病了嗎？

☐（1）總是　☐（2）常常　☐（3）有時候　☐（4）不常
☐（5）從未或幾乎從未

二、工作疲勞

7. 你的工作會令人情緒上心力交瘁嗎？

☐（1）總是 ☐（2）常常 ☐（3）有時候 ☐（4）不常
☐（5）從未或幾乎從未

8. 你的工作會讓你覺得快要累垮了嗎？

☐（1）總是 ☐（2）常常 ☐（3）有時候 ☐（4）不常
☐（5）從未或幾乎從未

9. 你的工作會讓你覺得挫折嗎？

☐（1）總是 ☐（2）常常 ☐（3）有時候 ☐（4）不常
☐（5）從未或幾乎從未

10. 工作一整天之後，你覺得精疲力竭嗎？

☐（1）總是 ☐（2）常常 ☐（3）有時候 ☐（4）不常
☐（5）從未或幾乎從未

11. 上班之前只要想到又要工作一整天，你就覺得無力嗎？

☐（1）總是 ☐（2）常常 ☐（3）有時候 ☐（4）不常
☐（5）從未或幾乎從未

12. 上班時你會覺得每一刻都很難熬嗎？

☐（1）總是 ☐（2）常常 ☐（3）有時候 ☐（4）不常
☐（5）從未或幾乎從未

13. 不工作的時候，你有足夠的精力陪朋友或家人嗎？**（反向題）**

☐（1）總是 ☐（2）常常 ☐（3）有時候 ☐（4）不常
☐（5）從未或幾乎從未

✔ **計分方式：**

A. 將各選項分數轉換如下：
（1）100　（2）75　（3）50　（4）25　（5）0。

B. 個人疲勞分數：
將第1-6題的得分相加，除以6，可得個人相關過負荷分數。

C. 工作疲勞分數：
第7-13題分數轉換同上，第13題為反向題，分數轉換為：
（1）0　（2）25　（3）50　（4）75　（5）100。
將7-13題之分數相加，並除以7。

✔ **分數解釋：**

疲勞類型	分數	分級	解釋
個人疲勞	50分以下	輕微	過負荷程度輕微，你並不常感到疲勞、體力透支、精疲力竭、或者虛弱好像快生病的樣子。
	50-70分	中度	過負荷程度中等。你有時候感到疲勞、體力透支、精疲力竭、或者虛弱好像快生病的樣子。建議先找出生活的壓力源，進一步的調適自己，增加放鬆與休息的時間。

疲勞類型	分數	分級	解釋
個人疲勞	70分以上	嚴重	過負荷程度嚴重。你時常感到疲勞、體力透支、精疲力竭、或者虛弱好像快生病的樣子。建議除了適度的改變生活方式，增加運動與休閒時間之外，還需要進一步尋找專業人員諮詢。
工作疲勞	45分以下	輕微	工作相關過負荷程度輕微，你的工作並不會讓人感到很無力、心力交瘁、很挫折。
	45-60分	中度	工作相關過負荷程度中等，你有時對工作感覺無力，沒有興趣，有點挫折。
	60分以上	嚴重	工作相關過負荷程度嚴重，你已經快被工作累垮了，感覺心力交瘁，感覺挫折，而且上班時都很難熬，此外你可能缺少休閒時間，沒有時間陪伴家人朋友。建議除了適度的改變生活方式，增加運動與休閒時間之外，還需要進一步尋找專業人員諮詢。

（資料來源：勞動部職業安全衛生署網站。）

壓力指數測量表

☐ 1. 你最近是否經常感到緊張，覺得工作總是做不完？

☐ 2. 你最近是否老是睡不好，常常失眠或睡眠品質不佳？

☐ 3. 你最近是否經常有情緒低落、焦慮、煩躁的情況？

☐ 4. 你最近是否經常忘東忘西、變得很健忘？

☐ 5. 你最近是否經常覺得胃口不好？或胃口特別好？

☐ 6. 你最近六個月內是否生病不只一次了？

☐ 7. 你最近是否經常覺得很累，假日都在睡覺？

☐ 8. 你最近是否經常覺得頭痛、腰痠背痛？

☐ 9. 你最近是否經常意見和別人不同？

☐ 10. 你最近是否注意力經常難以集中？

☐ 11. 你最近是否經常覺得未來充滿不確定感？恐懼感？

☐ 12. 有人說你最近氣色不太好嗎？

✔ **壓力指數解答：**

1. **回答3個「是」**：表示壓力指數還在能負荷的範圍。

2. **回答4-5個「是」**：壓力滿困擾你的，雖能勉強應付，但必須認真學習壓力管理了，同時多與良師益友聊一聊。

3. **回答6-8個「是」**：表示壓力很大，趕快去看心理衛生專業人員，接受系統性的心理治療。

4. **回答9個以上「是」**：表示壓力已很嚴重，應該看精神專科醫師，依醫師處方用藥物治療與心理治療，幫忙你的生活恢復正常軌道。

（資料來源：衛生福利部國民健康署健康九九網站。）

你以為都很好，
但其實沒有那麼好

—— 何時需要身心科的協助 ——

現代人生活步調快，加上來自工作、人際關係各層面壓力大，許多人常常感到焦慮、缺乏能量，甚至已經影響到生活的各個層面。

◆ 重新認識身心科，和精神科不一樣嗎？

身心科又稱為精神科，顧名思義，就是照顧你心理健康的專業科別。舉凡失眠、焦慮、恐慌、憂鬱、自律神經失調等症狀，都是身心科的主治項目。身心科醫師會透過詳細的看診（通常需要20分鐘左右，跟其他科別有所不同），了解個案的精神症狀、心理困擾，搭配成長史及家庭背景資料，綜合判斷個案是否符合某種「精神疾患」的診斷，或只是壓力所導致的暫時性身心失調。

早期到身心科尋求協助的民眾的確多是因為嚴重精神病，像是思覺失調症、妄想症等，故到身心科看診就被貼

了負面的標籤；但近年來，民眾對心理健康的意識抬頭，認知到沒有穩定的身心狀態就無法有良好的工作與生活品質，因此就診族群多為工作壓力大、睡眠障礙、自律神經失調、焦慮等，常見的主訴為容易緊張、睡不好、心情煩悶；也常有因為感情困擾導致身心失衡的個案到我的診間求助，希望能幫他度過陣痛期。

這些是你我在生命的各階段都可能遇到的狀況，這個時候如果有人能扶你一把，或許就可以幫助你縮短困惑、不知所措、陷入低潮的時間。身心狀態失衡，就像暫時得了感冒需要治療一樣。

美國的身心科醫師好友就常跟我打趣的說：「現在年輕人在交往前，都會先問對方有沒有固定的身心科醫師或心理治療師，確定有後才要交往，以免在吵架時情緒調節不過來而變成自己的負擔。」由此可見，心理健康需求量在這個世代越來越大，接受身心保養或治療也越來越普遍。

◆ 年輕族群的身心問題不容忽視

董氏基金會於2017年對台灣六都民眾心理健康需求、憂鬱情緒現況做了2,244份問卷調查，發現每4人就有1人身邊有罹患精神疾病的親友。衛生署國民健康局訪問全台20,000多名民眾所作的調查，發現15歲以上民眾8.9%有中

度以上憂鬱，約200萬人；5.2%有重度憂鬱，約125萬人。

而隨著社會變遷，台灣民眾心理健康需求也快速增加。根據衛福部統計，2020年平均每11人就有1人看過身心科或精神科，因各種身心疾病導致失眠而用藥的人口多達381萬人，一年總共吃掉11.25億顆鎮靜安眠藥。而自殺通報率也逐年增長，2020年通報40,432件，其中，以25-44歲最多（37.2%），且將近一半是因精神健康造成。

根據以上數據，心理健康議題應該要更加被重視。心理健康出狀況，可能會導致個人工作效率差、影響人際關係，甚至癱瘓個人和其家庭。究竟什麼程度需要尋求心理專業人員？假如我這兩個禮拜因為工作壓力大一直想哭，這樣去看醫生會不會小題大作？

◆ 哪些狀況應該到身心科就診？

在此來詳細說明一下，什麼情況需要身心科？其實這並沒有標準答案。只要覺得精神狀況不好，情緒控制不佳，或是處理生活、工作的腦力已不敷使用，便可以考慮就醫。以下列出常見的主訴症狀：

- 出現情緒問題，包括焦慮、恐慌、憂鬱、躁鬱、暴怒等。
- 出現反覆看診也無法治好的身體症狀，例如心悸、胸悶、頭痛、腸胃不適等。
- 經常失眠，或是出現嗜睡、睡太多的狀況。

- 容易飢餓而吃不停，或是食慾不佳、食不下嚥。
- 出現強迫、自殺等極端想法。

　　這邊要特別提出「什麼是反覆看診也無法治好的身體症狀」。在做了許多身體檢查後，如果找不出原因，很有可能是自律神經失調，而這也屬於身心科範疇，大多是慢性壓力引起的。

　　許多朋友在長期的壓力之下並沒有自覺，因為理智告訴自己不能覺得累、工作不能隨便請假等等，此時身體便會藉由各種不明或變動的病症釋放出「你該要好好檢視自己的身心壓力狀態」的訊息。

　　除了以上的身心症狀，現代人也經常為了難以解決的心理困擾，求助身心科醫師的協助，例如親子關係、感情失和、職場壓力等問題，身心科醫師可以作為中立的第三者，運用豐富的心理學知識與臨床經驗，為您提供專業的問題分析與應對方法。

◆ 第一次看身心科該怎麼準備？

　　很多朋友在第一次看身心科前會緊張，擔心自己到診間坐下之後，不知道要從何說起，或說得雜亂無章；也有些人會以為一定要把過去不好的事情，毫不保留講出來或擔心被醫師批判。

其實，受過專業訓練的身心科醫師，都能了解來看診的朋友需要一個放鬆的空間，才能緩解緊繃的情緒。因此，醫師會給每位初診的人足夠的時間，讓大家能夠將情緒、想訴說的話都表達完整，醫師也會適時地給予引導，不用擔心自己敘述的資訊太瑣碎而得不到適當的建議。醫師會視當時個案的情緒來判斷要討論到哪個階段，不會強迫個案把自己不願意訴說的事情袒露出來，而且過程中不會恣意對個案做疾病之外的私人評斷，這是專業的問診過程，而不是朋友之間的閒聊。

◇ 想看身心科卻不敢？身心科的三大迷思

許多人從精神開始出狀況，到踏進身心科醫師診間，往往相隔數月甚至數年。即使飽受身心折磨，卻對是否要到身心科看診裹足不前。以下為你三個常見的身心科迷思。

✔ 看身心科就代表自己不是正常人？

許多人會有看身心科就代表「我瘋了」的想法，同時在意著他人的眼光。然而，現代人生活節奏快，不但承受了各方面的壓力，心理健康也很容易亮起紅燈。近幾年台灣身心科日漸蓬勃，光是台北身心科診所就超過100家。而隨著民眾對心理議題日漸重視，求診個案獲得精神疾患診斷的比例也日漸下降，在我的診間大多個案是壓力適應不良或是自律神經失調。

✔ 看身心科就必須長時間服用精神藥物？

　　隨著時代和醫學的進步，身心科的治療方式也越來越多元，包括如下（詳細可見第五章、第六章）：

- 精神營養素調整。
- 心理治療，也稱作心理諮商。
- 藥物治療。
- 腦刺激治療，例如近年熱門的重複性經顱磁刺激治療和微電流刺激。

　　藥物治療並非治療精神疾病的唯一選擇，即使醫師開立藥物，也不是一輩子都要不斷地服用。症狀康復後，透過精神放鬆、情緒調適的技巧，便能成功減藥或停藥。醫師問診後會根據個案的情況，規劃合適的療程，例如像是心理治療搭配腦刺激治療，而不全然只用單一方法治療。

✔ 身心科費用都很高、需要自費？

　　由於身心科看診時間較長，費用或許較其他科別高，但大多有健保給付，而雖然心理諮商多數需要自費，但費用將隨著治療師資歷而有不小的差距，只要各方諮詢，仍可以找到費用與品質合理的心理師，享受專業的諮商和醫療服務。

第一部

我們以為的小毛病，都是真實的身心狀態

別被病名嚇壞了，
它是身體最好的照護提醒

為什麼總是感到疲倦，
卻無法好好休息？

該睡了，頭腦還是轉不停，
越數羊、越清醒

—— 失眠 ——

【案例分享】

28歲的艾雯，是某所國中的英文老師。因為失眠的問題來到了我的診間，她說自己以前是一個很好睡的人，不用上班、上課的時候，就能在家睡到自然醒。

然而，在這半年間，明明同一時間躺在床上，身體疲憊又想睡卻都睡不著，眼睛一閉，工作的事就如投影片般一張張浮現，越想越清醒。感覺時間過了許久，始終無法入睡的艾雯，心裡越來越慌，想到離隔天上班沒剩幾個小時，就更加緊張了。

她說：「我好像快到天亮才睡著吧，被鬧鐘吵醒時，總覺得自己睡不到一個小時，全身疲累，幾乎快爬不起來，一個早上要喝好多咖啡才勉強硬撐，腦中只想著趕快下班回家休息，但到了該睡覺的時候又睡不著……」也因為這樣的惡性循環，使得艾雯的脾氣越來越差，容易對學生發脾氣，連家人也對此有諸多埋怨。

當我再仔細詢問她的生理狀況、生活環境、人際關係和工作情況後，歸納出一個原因，應該是半年前調職到現在的學校服務，需要適應新環境，而她又是在工作表現上追求完美的人，給予了自己極大的心理壓力，導致睡眠狀況出現問題。

　　她很緊張地問我：「醫生，我才28歲，從沒想過失眠會出現在我身上，還以為只有年紀大才會睡不好。我曾經嘗試吃抗過敏藥物來助眠，有時有效有時無效，而且吃完之後反而口乾舌燥。有很多人和我一樣嗎？」

　　年輕時，總會因為朋友相揪，或是貪玩而熬夜不睡，想說事後補個眠就能彌補之前沒睡飽的體力，然而，睡眠會影響人體的各種組織和系統——從大腦、免疫力、情緒到新陳代謝等等。

　　事實上，全台大約每10人中就有一人受慢性失眠困擾，而且女性失眠比率又比男生來得高，可是實際尋求協助的人卻不到30%。雖然有些抗過敏藥有嗜睡的副作用，卻不是治本的好方法。如果我們放任失眠症狀不管，長期下來將會對生理和心理健康有所危害。

◆ 不要摧毀內建的生理時鐘

　　自古以來，人類日出而作、日落而息，這是為什麼呢？其實，我們身體裡內建了一台生理時鐘，位於大腦下視丘的視交叉上核，負責調控人體睡眠與清醒週期。當眼睛接觸到光線，經過視網膜感光細胞刺激視神經，連結視交叉上核調控生理時鐘、體溫和賀爾蒙分泌，例如當天色變昏暗時，松果體會分泌褪黑激素，讓我們產生睡意和體溫降低；快天亮時，褪黑激素就會停止分泌，皮質醇增加，讓我們漸漸從睡夢中醒來。也因此，有些人會在睡前服用褪黑激素的藥物來幫助自己入睡[i]。

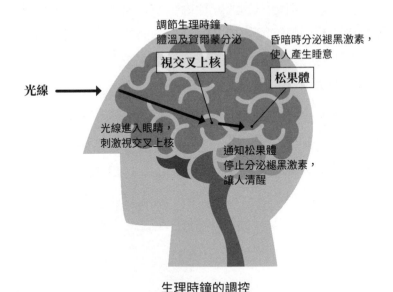

生理時鐘的調控

(Image by Freepik)

◈ 大腦在睡眠時也是馬不停蹄運轉著

睡眠是由兩階段所組成：非快速動眼期（non-rapid eye movement，NREM）和快速動眼期（rapid eye movement，REM）。正常睡眠週期由非快速動眼期的淺度睡眠，慢慢進入深度睡眠，再從深度睡眠回到淺度睡眠，之後進入快速動眼期，如此周而復始。

非快速動眼期時，生長激素和泌乳素分泌最多，可以提高肌膚的水含量和肌肉骨骼強壯。到了快速動眼期，大腦活動頻繁，接近清醒時狀態，產生的夢境也較鮮明。睡眠會將陳述性記憶（對於過去經驗或事實資訊的記憶）和內隱記憶（關於技術、「如何做」的無意識記憶）整合成更好的長期記憶與技能。

好的睡眠除幫助我們固定記憶、平衡激素外，還有提昇免疫力、穩定自律神經、去除腦內廢物的功能。除了剛剛提到的生長激素、泌乳素外，睡眠中大腦還會分泌催產素，在睡眠進行五小時後催產素分泌量最高。

---

i 褪黑激素目前在台灣為處方藥，民眾不能自行購買。若想要改善睡眠狀況可參考第36頁。

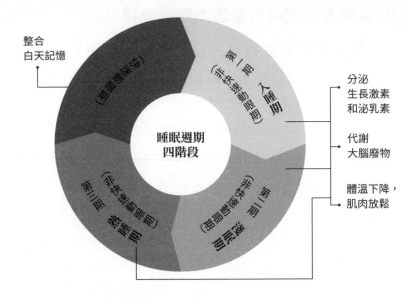

整合
白天記憶

（非快速動眼期）第四期

睡眠週期
四階段

第一期　入睡期
（非快速動眼期）

分泌
生長激素
和泌乳素

代謝
大腦廢物

第三期　熟睡期
（非快速動眼期）

第二期　淺睡期
（非快速動眼期）

體溫下降，
肌肉放鬆

（每週期約 90 分鐘，一個晚上四到五個週期）

　　催產素並不是女性獨有，男性也會有，催產素能穩定
情緒，讓我們產生幸福感，降低焦慮和血壓。此外，睡眠
時，大腦神經細胞的空隙會變大，腦脊髓液會帶走白天產
生的廢物，促進大腦的新陳代謝[ii]。大腦在我們沉浸在夢
鄉時，也是很忙碌的呢。

◆ 該如何定義「失眠」？

　　失眠以不滿意睡眠的質或量，分為難以入睡、睡眠易
中斷（頻繁地醒來或醒來後難以再入眠）、早醒等類型。

多數人都屬於混合類型，常常會導致隔日工作或社交時精神不濟，進而影響到表現。

根據《美國精神疾病診斷與統計手冊》第五版的診斷標準，失眠症是指在有足夠的機會可以睡眠之下，每星期還是有三個以上的夜晚難以睡眠，並且持續至少三個月。

長時間失眠的後果
○ 提高罹患三高（高血壓、高血糖、高血脂）、心血管症狀，以及精神疾病的比率。
○ 提升罹癌（女性乳癌、卵巢癌、攝護腺癌、大腸直腸癌）、免疫系統失調、肥胖的機率。
○ 經常伴有憂鬱、焦慮、緊張或易怒症狀。

睡眠品質差，容易造成情緒不穩、白日注意力不集中，影響工作表現，而負面回饋又使情緒更差，進而加重心身症狀，導致睡眠品質變差，形成惡性循環，千萬不能小覷。

◆ 失眠的原因

請試著回想，你上次一覺到天明是什麼時候呢？平時

---

ii 睡眠時，協助排毒的膠淋巴系統會進入活躍狀態，使大腦組織間液的空間增加60%，好讓出空間給負責清潔的腦脊髓液。

的睡眠時間是否足夠？睡眠的品質和長度一樣重要。一般建議成人每日需要六到八個小時的睡眠，但現代人生活忙碌，有許多會造成失眠的原因，像是環境、睡眠習慣、個性、熟齡、生理疾病、物質藥物、壓力、精神疾病等。你可以依下列分類，找出影響自己睡眠的因素。

✔ 環境

溫度不適宜、光線太亮、吵雜、濕度過濕或過高、氣味、電磁波等（例如家裡的電視機、冰箱、微波 、床頭音響、電風扇、吹風機、果汁機，而手機通常是離床最近的物品），這些都有可能會導致失眠。

✔ 睡眠習慣

過多咖啡因攝取、看電視或手機、白天過度睡眠等都會影響到夜晚的睡眠品質。值得一提的是，在3C產品大量普及的世代，藍光經過視網膜會影響我們的生理時鐘，讓大腦誤以為現在是白天，因而減少褪黑激素分泌，讓我們更難以入睡。

✔ 個性

過度要求完美、希望所有的事情都在掌控中的人，反而會因為太想控制睡眠品質而睡不好。

✔ 熟齡

隨著年紀增長，神經功能漸漸退化，導致熟齡族的入睡時間延長、中途醒來的次數增加、熟睡的時間減少、白天常打瞌睡等。

✔ 生理問題

疼痛、慢性疾病未控制（像是高血糖、高血壓）、睡眠呼吸中止症[iii]、不寧腿症候群[iv]、貧血、過敏、更年期、神經退化以及在晚上發作的疾病（如氣喘、胃食道逆流）等也經常會引起失眠。氣喘是因為夜間的溫度較低，易造成氣管收縮；胃食道逆流則是姿勢關係，如果在睡前進食，又立刻躺下，胃酸容易逆流到食道。另外，近年來受到矚目的睡眠呼吸中止症，也會影響睡眠品質，導致白日嗜睡。

✔ 物質藥物

咖啡因和某些藥物（如治療高血壓、偏頭痛、過動症、肥胖等），因為有刺激中樞神經的成分，也可能會導致失眠。

---

iii 人在睡覺時，上呼吸道（包括鼻咽、口咽及喉部）發生反覆性的塌陷，因而堵住呼吸道造成呼吸變淺且費力，嚴重時會造成氣道完全堵塞而導致窒息。

iv 會不時的忍不住想要動一動讓下肢搔癢感消失，尤以在夜間最為嚴重。

✔ 壓力

在睡眠週期當中，壓力賀爾蒙皮質醇會漸漸升高，起床時將達到高峰，讓我們精神煥發以應對一整日的任務。然而，當人長期處在過大的壓力之下時，交感神經會一直處於興奮狀態，導致皮質醇居高不下，使人體長期處在備戰狀態，影響睡眠品質。

✔ 身心疾病

許多身心疾病在初期或嚴重時，因為影響到思考和情緒，會容易出現失眠的情形，如自律神經失調、焦慮症、恐慌症、憂鬱症、思覺失調症、失智症、創傷症候群等。

◆ 檢視自己的失眠有多嚴重

失眠是一種主觀認定不滿意睡眠的質量，如果有出現符合前述的判斷標準就是失眠，但有些人則不那麼認為。至於要怎麼去評估現在的失眠等級是否嚴重，目前已有量化的工具可供參考。

我們可以透過自我檢測量表或利用生理訊號做睡眠監測，來了解自己的失眠狀況。第37-41頁附上兩個常用的睡眠自我檢測量表：艾普沃斯睡眠量表（Epworth Sleepiness Scale，ESS）和匹茲堡睡眠品質指標量表（Pittsburg Sleep Quality Index，PSQI）。大家可以自行測驗看看。

▶ 傳統睡眠檢測

多頻道睡眠生理分析儀（Polysomnography，PSG）：
利用蒐集生理訊號來做睡眠評估，其檢測方式是偵測睡眠過程中的腦波、眼球運動、肌電圖、胸部與腹部呼吸運動、心電圖、血氧飽和濃度、姿勢感應、口鼻氣流等，以了解睡眠狀態，通常進行的場域是在醫院的睡眠中心，但因為需要在身體各部位黏貼感測器，又被儀器環繞，加上處在陌生的環境，往往個案在接受檢測時無法入睡，導致檢測結果有所失真。

居家睡眠檢測：
不需要排隊等候檢查室，更是釐清失眠原因的好利器。目前市面上的居家睡眠監測裝置百花齊放，有利用心肺耦合訊號（CPC）分析法[v]，也有利用腕帶式光體積變化感測器量測脈搏間距，經過演算後提供睡眠階段辨識。

---

v 利用心電圖與呼吸在特殊條件下具同特性，並找出睡眠階段中心電圖不穩定現象的關聯性來辨識睡眠階段。

◆ 從日常改善睡眠的方法

經過以上的檢測後，醫師會分析報告結果，再和個案討論要用哪種治療方式。而除了就醫之外，我們也可以藉由以下方法來幫助睡眠。

- **充足日曬**：白天外出日曬至少30分鐘。當曬完太陽14-16小時後，松果體就開始分泌褪黑激素。比方說如果你晚上12點睡覺，建議可以早上8-10點去曬太陽。
- **就寢前先將房間燈光調暗**：讓褪黑激素可以於入睡時正常分泌。
- **睡前避免使用3C產品**：滑手機、看電視、使用電腦的藍光、電磁波會影響褪黑激素分泌。
- **補充維生素B6**：例如雞胸肉、豬里肌、鮭魚、鮪魚、香蕉、甜椒、葵瓜子、木瓜、花椰菜等，也可口服維他命B6，促進褪黑激素的合成。

總結來說，我會建議艾雯面對新職場，應該放慢步調，凡事不要追求太完美，之後才有進步的空間。調整好健康的生活模式，安排適量運動，少接觸咖啡因，利用空閒時間投入於自己的嗜好。若情況還未改善，再考慮短期藥物使用。後來，艾雯每週會去家附近慢跑三次，同時在假日時不再只是煩惱教學內容，而是重拾之間的興趣——學習小提琴，漸漸地，失眠問題隨之獲得了改善。

艾普沃斯睡眠量表

在下列八種情況下，你有多大的機率會打瞌睡呢？

	從未發生	很少發生	一半以上	幾乎都會
1. 坐著閱讀時。	☐	☐	☐	☐
2. 看電視時。	☐	☐	☐	☐
3. 在公眾場合安靜坐著（例如：戲院、會議）。	☐	☐	☐	☐
4. 坐車連續超過 1 個小時（不含自己開車）。	☐	☐	☐	☐
5. 在下午躺著休息時。	☐	☐	☐	☐
6. 坐著與人交談時。	☐	☐	☐	☐
7. 沒有喝酒的情況下，在午餐後安靜坐著時。	☐	☐	☐	☐
8. 開車中遇到交通問題而停下數分鐘時。	☐	☐	☐	☐

✔ 計分方式：

從未發生：0分
很少發生：1分
一半以上：2分
幾乎都會：3分

總分：＿＿＿＿＿

✔ 結果說明：

10分以下：正常
11分以上：建議就醫接受進一步的睡眠檢測
11-12分：輕度嗜睡
13-17分：中度嗜睡
18-24分：重度嗜睡

匹茲堡睡眠品質指標量表

（最常被使用的睡眠主觀調查量表）

請你就過去一個月來的日常（大多數）的睡眠習慣回答下列問題：

❶ 通常何時上床睡覺？ ＿＿＿＿時＿＿＿＿分

❷ 在上床後，通常躺多久才能入睡？ ＿＿＿＿分鐘

❸ 早上通常幾點起床？ ＿＿＿＿時＿＿＿＿分

❹ 實際每晚可以入睡幾小時？ ＿＿＿＿時 ＿＿＿＿分

以下問題選擇一個適當的答案打勾，請全部作答？

❺ 過去一個月來，你的睡眠出現下列困擾情形，每星期約有幾次？

	從未發生	不到一次	一到兩次	三次或以上
（1）無法在 30 分鐘內入睡。	☐	☐	☐	☐
（2）半夜或凌晨便清醒。	☐	☐	☐	☐
（3）必須起來上廁所。	☐	☐	☐	☐
（4）覺得呼吸不順暢。	☐	☐	☐	☐
（5）大聲打鼾或咳嗽。	☐	☐	☐	☐
（6）會覺得冷。	☐	☐	☐	☐

(7) 覺得躁熱。	☐	☐	☐	☐
(8) 做惡夢。	☐	☐	☐	☐
(9) 身上有疼痛。	☐	☐	☐	☐
(10) 其他，請說明＿＿＿＿＿＿＿＿	☐	☐	☐	☐

❻ 過去一個月來，你有多少次需要藉助藥物（醫師處方或成藥）來幫助睡眠？
☐ 從未發生　☐ 每週少於 1 次　☐ 每週 1-2 次　☐ 每週 3 次以上

❼ 過去一個月來，當你在開車、用餐、從事日常社交活動時，有多少次覺得很難保持清醒的狀態？
☐ 從未發生　☐ 每週少於 1 次　☐ 每週 1-2 次　☐ 每週 3 次以上

❽ 過去一個月來，要打起精神來完成你應該做的事情，對你造成多少困擾？
☐ 沒有困擾　☐ 只是很少困擾　☐ 有些困擾　☐ 有很大困擾

❾ 過去一個月來，你對自己的睡眠品質整體評價如何？
☐ 很好　☐ 普通　☐ 不好　☐ 非常不好

✔ 計分方式：

第一部分：主觀睡眠品質 —— ❾　　　　　　你的得分：＿＿＿＿

很好：0分　普通：1分　不好：2分　非常不好：3分

第二部分：睡眠潛伏期 —— ❷、❺（1）　　　你的得分：＿＿＿＿

❷ 分數
<15分鐘：0分　16-30分鐘：1分　31-60分鐘：2分　>60分鐘：3分

❺（1）分數
從未發生：0分　不到一次：1分　一到兩次：2分　三次以上：3分

第二部分之得分：❷ 和 ❺（1）分數相加後，對應得分如下：
0→0分　1-2→1分　3-4→2分　5-6→3分

第三部分：睡眠總時數 —— ❹　　　　　　你的得分：＿＿＿＿

>7小時：0分　6-7小時：1分　5-6小時：2分　<5小時：3分

第四部分：睡眠效率 —— ❶、❸、❹　　　你的得分：＿＿＿＿

睡眠效率＝（睡眠時間／在床上時間）×100%

睡眠時間：❹　　　# 在床上時間：❸－❶

>85%：0分　75-84%：1分　65-74%：2分　<65%：3分

第五部分：睡眠障礙 —— ❺（2）～（10）　　你的得分：＿＿＿＿

從未發生：0分　不到一次：1分　一到兩次：2分　三次以上：3分

第五部分之得分：❺（2）～（10）分數相加後，對應得分如下：
0→0分　1-9→1分　10-18→2分　19-27→3分

第六部分：安眠藥物使用 —— ❻　　　　　你的得分：＿＿＿＿

從未發生：0分　每週少於1次：1分　每週1-2次：2分
每週三次以上：3分

第七部分：日間功能障礙 —— ❼、❽　　　　　　你的得分：_____

❼ 分數
從未發生：0分　每週少於1次：1分　每週1-2次：2分
每週三次以上：3分

❽ 分數
沒有困擾：0分　只是很少困擾：1分　有些困擾：2分
有很大困擾：3分

第七部分之得分：❼ 和 ❽ 分數相加後，對應得分如下：
0→0分　1-2→1分　3-4→2分　5-6→3分

（第一部分至第七部分的分數加總，滿分為21分）　　　總分：_____

✔ **結果說明：**

總分0-4分：睡眠品質佳
總分5分以上：睡眠品質不佳

明明沒做什麼，
卻每天都覺得累

—— 慢性疲勞症候群 ——

【案例分享】

　　我有一位女性友人，年紀33歲，在美妝公司擔任產品企劃行銷。面對工作的她，十分有幹勁、而且充滿活力，常常加班也不覺得累，下班後還會揪朋友去居酒屋喝兩杯閒話家常，在我看來，是個在工作與生活上都能享受壓力，還懂得減壓放鬆的女生。

　　最近，她跟我抱怨這兩年體力變差，老是覺得疲累，無論刻意將睡眠時間拉得多長，但起床後不到一小時就開始無精打采，甚至感冒時還會全身肌肉酸痛。漸漸地，上班精神不濟，想文案的速度變慢，她越來越難集中精神，記憶力也逐漸退步，一轉身就忘了現在該做什麼。因此，每天工作必須喝上三杯咖啡才能稍微維持清醒。好不容易熬到六點下班，只想趕快回家，窩在沙發休息，完全沒有動力出門社交。

　　就算休息了一整個晚上，隔天又重複同樣的情形，每天都希望盡早下班、週末趕快來臨。奇怪的是，就算週末在家休

息了整整兩天，沒特別做什麼，依然覺得很累。她曾以為自己是不是有內科疾病或罹患癌症，但到醫院做了精密的健康檢查也沒有找到答案，於是便向我求助。

聽完她的陳述，你是否也有類似的經驗呢？如果有的話，你可能也是慢性疲勞症候群的一員喔！

◆ 什麼是慢性疲勞症候群？

當你發現，自己有長達半年以上或更長時間出現嚴重的疲勞感，而且還伴隨著肌肉痛、頭痛、低燒、胃腸道症狀、淋巴結腫大等現象，無法找到明確的病因，但是有這些自律神經失調和免疫功能紊亂的表現，就是所謂的慢性疲勞症候群。美國疾病管制局將其做了具體診斷標準，你可以針對下列條件判斷自己是否也有同樣症狀。

主要診斷條件

○ 一種持續且逐漸發展出來的疲憊感，持續半年以上，無法藉由休息來緩解。

○ 沒有合併其他可以解釋疲勞原因的情形，如過度運動、慢性疾病等。

○ 造成工作、日常社交活動降到正常狀態的一半以下。

次要診斷條件（符合其中四項以上）
○ 健忘或注意力無法集中。
○ 喉嚨痛或有異物感。
○ 頸部或腋下有疼痛的淋巴結。
○ 肌肉疼痛。
○ 非發炎性的多發關節疼痛。
○ 與過往不同型態、嚴重的頭痛。
○ 睡眠後仍持續疲勞。
○ 勞動後全身疲憊感超過24小時以上。

　　有些人也會出現類似慢性疲勞的症狀，不過，那是有確切原因所引起的，像是貧血、癌症、甲狀腺低下等，並不會被歸類到慢性疲勞症候群，因為只要透過治療就能改善。例如，補鐵劑以治療貧血、補充甲狀腺素改善甲狀腺功能低下即可。

◆ 慢性疲勞症候群是如何產生？

　　老實說，確切的病因目前尚不清楚，據研究顯示，慢性疲勞症候群可能和病毒感染損傷、免疫系統改變、神經系統損傷、情緒因素等多重因子交互作用而產生。慢性疲

勞症候群在一般成年人中，發病率約為0.007-2.8%，主要
常見於20-40歲族群，女性的發生率比男性高至少兩倍（然
而，這有可能是低估了男性的比例，因為比起女性，男性
主動求援的機率較低）。

我接觸過的慢性疲勞症候群個案，經常有一個共通的
特點：在工作壓力較大或是發生負面的生活事件時，疲勞
感或疼痛感會更加明顯，這顯示心理狀態也扮演了重要的
角色。

◇ 若是慢性疲勞症候群該怎麼辦？

目前沒有特定的治療方式，但可以針對不同的症狀
來局部舒緩，像是服用止痛藥以緩解頭痛、熱敷關節疼痛
處、吃助眠劑幫助改善睡眠。要注意的是，由於長期身體
不適容易影響到生活品質，統計上約有80%的個案會出現
輕微的憂鬱症狀，這時就需要身心科醫師的協助，利用抗
憂鬱劑和心理諮商來改善。

我常會收到個案的家屬來詢問，「是不是讓他先暫離
職場比較好？」又或是「是不是要給他最大程度的休息，
才能趕快恢復精力？」

這是個很常見的疑問。我在臨床上看過許多完全停
下工作、在家休息的案例，可是，他們的疲累感並沒有因

此改善，反而越來越累，並且與社會連結降低，生活圈縮小，反而更容易有憂鬱、貶抑自己或是罪惡感產生。

鼓勵其維持原有的日常活動，也可以設計結構式的日常活動表來讓個案較易於依循，例如固定的三餐時間、工作時間、運動時間；若是原本工作負荷過重，建議用減低工作量來取代完全不工作，維持自我效能感（self-efficacy），這是可以讓人前進的能量。

◆ 改善慢性疲勞症候群的方法

分享一些生活上可以實行的小訣竅，來改善或預防慢性疲勞症候群。

✔ 規律運動

運動除了幫助我們保持身材、增進健康外，對於壓力舒緩、情緒穩定、睡眠障礙等問題，在醫學研究上證實是有所幫助的，許多世界大型醫學會治療指引也將運動納入為改善憂鬱、焦慮、自律神經失調、睡眠、預防失智選項。國民健康署建議一般成人每週至少需要150分鐘中度身體運動或是75分鐘費力身體運動來維持身體基本健康；而兒童和青少年需要更大的活動量，每天至少60分鐘、每週累積至少420分鐘以上。

中度身體活動可以選擇像是快走、騎腳踏車、跳繩

等，上班族如果沒有多餘時間運動，可以利用早一點出門，公車站提早一站下車，快步走去公司上班，每天去返程累積30分鐘，就達到一週的目標了。

> ▶ **運動強度分級（依國民健康署分類）**
>
> **費力身體運動（High-intensity Exercise）：**
> 持續從事10分鐘以上時，無法邊活動，邊跟人輕鬆說話。這類活動會讓身體感覺很累，呼吸和心跳比平常快很多，也會流很多汗。
>
> **中度身體運動（Moderate-intensity Exercise）：**
> 持續從事10分鐘以上還能順暢地對話，但無法唱歌。這類活動會讓人覺得有點累，呼吸及心跳比平常快一些，也會流一些汗。
>
> **輕度身體運動（Low-intensity Exercise）：**
> 不太費力的輕度身體活動，不能列入每週150分鐘身體活動累積量。

✔ 健康飲食習慣與攝取適當營養素

當長期壓力大時，腸道黏膜功能失去平衡，未消化完食物的大分子從腸壁間縫隙滲到血管，引發身體去製造抗

體來攻擊這些入侵者，進而各器官長期慢性發炎，造成像是長期疲倦、心情莫名低落焦慮、腸躁症或胃食道逆流、過敏性鼻炎、蕁麻疹、莫名疼痛等症狀。所以除飲食上注意多高纖維、低脂外，可以補充降低身體慢性發炎的營養素，像是 Omega-3（堅果類、魚油）、薑黃素（印度咖哩）、花青素（藍莓、覆盆子）、兒茶素（綠茶）等。

- **良好睡眠品質：**睡眠中有一個很重要的任務，就是利用腦脊髓液更換以去除腦內廢物，良好的睡眠能讓不好的物質不會累積在大腦，並且平衡激素和自律神經。
- **自我病歷紀錄：**可以記錄自己在什麼時候比較容易不舒服，像是太濕冷的天氣容易頭痛、吃太辛辣的食物會有喉部異物感。當你越了解自己的身體情況，越能避免去接觸容易引起身體不適的環境。
- **適合自己紓壓方式：**每個人的自我紓壓不盡相同，像是冥想、瑜伽、芳療、呼吸訓練、拼圖、繪畫、音樂。每天安排一點時間讓身心放鬆，適時地釋放壓力會比一次性爆發來得好。

若懷疑自己有慢性疲勞症候群，也可以到身心科門診檢查諮詢。根據統計，若置之不理，症狀痊癒的機率很低；建議可以和醫師討論出適合自己的治療方式並執行，就能重新找回先前的活力。

吸不到氣、覺得我快死了，
但急診醫生卻說沒事

—— 恐慌症 ——

【案例分享】 ··

　　正修今年28歲，在軟體業擔任工程師，他覺得近期工作壓力很大，因為剛接下了全新專案，然而，他對這塊領域較不熟悉，需要大量瀏覽相關競品，不斷思考該如何呈現畫面才能讓客戶滿意。於是，天天留在辦公室加班，即便是睡前，腦中也不斷盤旋著各種程式碼，擔心客戶會不滿意。

　　某個週四的上午10點多，正修坐在電腦前修改程式碼時，突然一瞬間感到胸悶，想要大口呼吸，卻吸不到空氣、心跳不規則地加快、全身盜汗，整個人快要暈過去了。他以為自己心肌梗塞，坐倒在地上發不出聲音，同事見狀急忙打電話叫救護車，送正修去鄰近的醫院。

　　到了急診室，醫師問診後開了幾項檢查單，包含血液檢驗、胸部X光、心電圖。在等待報告的過程中，正修發現身體的不舒服症狀漸漸緩和下來，等到聽報告時已經完全沒有剛剛的瀕死感，急診醫師跟正修說：「你所有的檢查都沒有問題，

依照你描述的狀況，比較偏向恐慌發作，建議你到身心科診療，避免下次發生同樣情況。」

還記得當時他來找我時，劈頭就問：「李醫師，恐慌發作是什麼？我的身體真的沒問題嗎？當下，我以為是心臟病發，腦中的人生跑馬燈來回跑了好幾遍！」

「恐慌」跟「焦慮」相比，聽起來好像更難以掌控，許多人因為發作時呼吸困難，會誤以為是心臟出了問題。那麼，恐慌症到底會出現哪些的症狀呢？

◆ 什麼是恐慌症？

恐慌發作（panic attack）時，在短短的幾分鐘內會有一股強烈的恐懼或是身體不舒服。它往往猝不及防，你可能正在做一件日常的例行事項，像是打電腦、開車、看電視等等，而恐慌突然發作時的那種恐懼和不適感相當令人抓狂。

恐慌症常見的可能症狀（出現四個以上）

○ 心悸、心臟怦怦直跳、或心跳加快。

○ 大量冒汗。

○ 顫慄發抖或虛弱無力。

○ 梗塞感。

○ 胸悶或胸痛不適。

○ 噁心或腹部不適。

○ 感覺頭暈、步伐不穩、頭昏或快要暈倒。

○ 打冷顫或發熱。

○ 失去現實感（覺得身邊的一切都不真實）或失去自我感（心智與身體脫離感）。

○ 害怕自己即將失去控制或快瘋了。

○ 瀕臨死亡感。

○ 感覺異常（發麻或有刺痛感）。

　　來找我的個案，他們描述恐慌發作當下的感覺多半是：「以為自己快死了、想要尖叫又叫不出來，一心一意只想趕快到急診室，但在每次檢查之後，卻沒有找到任何異樣。」而那些症狀在等待檢查的過程中，會漸漸緩解。可是，下次又無預警發作時，不舒服的程度卻沒有因此減

輕。當壓力大時,恐慌發作可能高達一天好幾次。

許多個案會持續注意自己的身體狀況,擔心下次的恐慌發作;甚至為了不想麻煩到旁人,因此不敢去運動、上班,嚴重影響到日常生活。通常這就會被診斷為恐慌症(panic disorder)。恐慌症好發的年齡平均為25歲,成年早期居多,剛好是年輕人開始打拼、承受職場壓力的時期。

◆ 理解恐慌症從何而來

在生理上,當自律神經中的交感神經強度太強,對於外在壓力有過度反應或是在反覆的刺激下調節異常就會造成恐慌。以神經內分泌學的觀點,較多的證據顯示恐慌症和神經細胞突觸後血清素過度敏感相關;也有學者認為和GABA[vi]在基底外側杏仁核、中腦和下視丘傳遞減弱相關;另外,有研究發現在恐慌症的個案神經細胞突觸前α2-腎上腺素受器,對於焦慮原刺激過度敏感。

在大腦結構方面,正子斷層造影[vii]顯示恐慌發作和腦血管收縮相關,這會導致中樞神經系統症狀,如頭暈,以

---

vi 註:GABA 為 γ- 胺基丁酸(γ-Aminobutyric acid),是胺基酸的一種,屬於抑制性神經傳導物質。

vii 註:正子斷層造影(Positron Emission Tomography,PET)是一種核子醫學影像診斷。於病人靜脈內注射能發射正子的放射藥劑,以觀察人體組織或器官的生理變化。

及可能由過度換氣和低碳酸血症[viii]引起的周圍神經系統症狀；在恐慌症個案的大腦中，杏仁核、腦幹、下視丘、海馬迴等處過於被刺激活化。

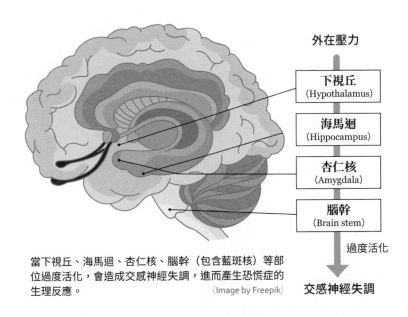

外在壓力

下視丘
(Hypothalamus)

海馬迴
(Hippocampus)

杏仁核
(Amygdala)

腦幹
(Brain stem)

過度活化

交感神經失調

當下視丘、海馬迴、杏仁核、腦幹（包含藍斑核）等部位過度活化，會造成交感神經失調，進而產生恐慌症的生理反應。(Image by Freepik)

事實上，多數疾病都與遺傳有關，恐慌症也是其中之一。統計上指出，恐慌症個案的一級親屬罹患恐慌症的風險，比其他精神病個案的一級親屬高四到八倍。

在心理層面上，「壓力」也是觸發恐慌症的一種因素。研究發現，在恐慌症發作的前幾個月裡，恐慌症個案的壓力性生活事件發生率高於對照組。此外，與對照組相比，

個案對於壓力感受到更大的痛苦。而在精神分析理論上，將恐慌發作解釋為人格中的本我（Id）、自我（Ego）、超我（Superego）三者間衝突，潛意識的衝動與慾望受到意識中的超我拒絕，進而產生焦慮的行為表現。

◆ 如何治療恐慌症？

恐慌症有不同的治療方式可以選擇，大多數的症狀經過治療後都會獲得緩解。前面曾提到造成恐慌症的原因有生理和心理因素，因此，在治療上也將從這兩方面著手。

✔ 藥物治療

主要藥物為抗憂鬱劑，如果症狀嚴重時，在抗憂鬱劑發揮效果前可搭配抗焦慮劑使用。抗憂鬱劑要發揮療效，通常需要三週以上的時間，隨著醫藥進展，目前藥物副作用已減少許多，但仍有部分的個案在接受抗憂鬱劑前兩週產生副作用（例如頭暈、噁心、頭痛等），建議不要為此突然斷藥，可提早返診和醫師討論藥物調整。恐慌症療程為症狀穩定後的8-12個月，過早停藥經常會造成恐慌症復發，這時個案的心理挫敗感會更嚴重。

---

viii 註：指人體處於血中二氧化碳濃度偏低的情況，通常是快而淺的呼吸使二氧化碳大量被排出體外產生。

常見的抗憂鬱劑	用藥療效
選擇性血清素回收抑制劑 (Selective Serotonin Reuptake Inhibitors, SSRI)	目前恐慌症確切的藥物機轉[ix]沒有被證實。用藥主要是根據恐慌症和大腦的 GABA、腎上腺素、血清素不平衡的假說,而投予抗憂鬱劑去調整。
血清素-正腎上腺素再回收抑制劑 (Serotonin norepinephrine Reuptake Inhibitors, SNRI)	
三環抗憂鬱劑 (Tricyclic Antidepressants, TCA)	

✓ 認知行為治療

　　心理治療的一種。恐慌症個案傾向將輕微的身體感覺,誤解為即將面對生命危險,因此,心理師將指出那些是錯誤信念,以調整錯誤認知,讓他們知道,恐慌發作是短暫的,並不會造成死亡。

　　另外,根據經驗,個案在發作前會有一些前兆,最常被描述得像是一股熱流從體內往上升,或是頭皮有點麻麻的感覺,每個人的前兆不大一樣。因此,心理師也會教導個案一些自我放鬆的技巧,像是腹式呼吸、傑克森肌肉放鬆法,讓個案在恐慌來襲前可以先自我調節,對於外在壓力更有抵抗力,降低發作頻率或程度,也降低疾病復發率。許多研究也證實合併藥物治療和認知行為治療比起單獨治療效果更佳。

▶ 傑克森肌肉放鬆法

透過用力再放鬆的動作，讓人可以體驗肌肉兩種不同的感覺。可以跟隨指導動作錄音檔（可自行於網路上搜尋）之後，試著專注在身體不同的部位，整個過程大約15分鐘。從刻意的用力到後來的放鬆，比較前後的差異，你會更容易體會到肌肉的放鬆。

　　至於，「恐慌症到底會不會好？」也是很多個案向我提出的問題。一般而言，恐慌症有慢性化的傾向，但是在不同人身上，會看到不同的症狀，病程起伏變化非常大。長期追蹤下，約有80-90%的個案在經過治療後可以達到完全沒症狀或症狀減輕到不影響生活，僅有10-20%的個案仍有明顯症狀。因此，不用擔心不會康復或是要一輩子吃藥，只要接受完整的治療，就可以恢復過往的生活。

---

ix　註：在藥理學和毒理學中是指一個特定分子（如藥物分子、毒物分子）在分子層面上發揮特定藥理或毒理作用的機理。

心悸、胸悶、頭暈常常發作，
醫生卻說檢查沒問題

—— 自律神經失調 ——

【案例分享】

　　38歲的冠文，是一家上市公司的業務，也是兩個孩子的爸爸。過去的他工作認真，業績一直在部門裡奪冠。然而最近半年來，他的身體出現了變化，時常覺得吸不到足夠的氧氣，胸口悶悶的，有時候還會心跳過快。他甚至以為自己是心肌缺氧而就醫，但診斷後並沒有檢查出異常；為此還去胸腔科照了X光，也沒有發現任何病兆。

　　大約兩個月過去，胸悶感略為改善，卻又出現了耳鳴和不時拉肚子的症狀。應常跟客戶談到一半就要跑廁所，嚴重干擾到工作，即使到腸胃科和耳鼻喉科就醫，一樣找不到原因，身體不舒服的程度甚至會隨著當下情緒起伏而變化。

　　最令人疲累的是，每次看診往往要花上半天的時間，加上接受各科的檢查，還要回診看報告，幾乎要耗費一個多月的看病時間，不但找不出原因何在，又持續出現新的身體症狀。

　　於此同時，冠文的業績開始下滑，獎金減少，他開始擔

憂該怎麼照顧兩個年幼的孩子。在某次的回診看聽力報告時，耳鼻喉科醫師建議冠文可以到身心科量測是否自律神經失調，於是冠文來到了我的診間……

聽完冠文的歷程之後，像這樣各處求醫卻找不出身體異常的原因，而且被各種不舒服的感覺所困擾，很有可能是自律神經失調的症狀。但，什麼是自律神經系統？又怎麼會失調呢？

◈ 認識自律神經系統

腦神經中，除了運動神經和感覺神經外，還有負責調節臟器的自律神經。自律神經系統由交感神經、副交感神經共同組成，大部分的器官同時受兩者支配，彼此相互抗衡並且維持體內的運作恆定，而且無法被人的意識所控制，因此稱作自律神經，有自我節律的意思。

交感神經由胸髓及腰髓的其中三節伸出，進入交感神經幹，達到目標器官；副交感神經由腦幹及薦髓的其中三節伸出，混合腦神經及脊髓神經，達到目標器官。自律神經調節了身體許多機能，像是心跳、血壓、呼吸速率、瞳孔大小、消化等功能。

◈ 交感神經和副交感神經的差異

　　交感神經主要負責戰鬥模式，讓我們提高警覺、加強應變力，讓我們在面臨外界環境壓力時，能有足夠的能量戰鬥或逃跑。因此，在工作模式下或是興奮、緊張狀態，交感神經會特別活躍，呼吸會加快加深、讓通氣量上升，心跳變快、血壓變高，瞳孔放大讓更多的光進來，讓我們

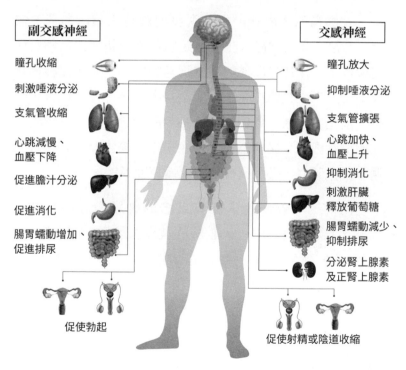

副交感神經

瞳孔收縮
刺激唾液分泌
支氣管收縮
心跳減慢、
血壓下降
促進膽汁分泌
促進消化
腸胃蠕動增加、
促進排尿

促使勃起

交感神經

瞳孔放大
抑制唾液分泌
支氣管擴張
心跳加快、
血壓上升
抑制消化
刺激肝臟
釋放葡萄糖
腸胃蠕動減少、
抑制排尿
分泌腎上腺素
及正腎上腺素

促使射精或陰道收縮

交感神經和副交感神經活躍時，會出現的反應

〔Image by macrovector on Freepik〕

的視覺更敏銳、看得更遠。此時,副交感神經則較不活躍,消化系統被抑制。

副交感神經則負責休息模式,讓人得到放鬆和儲存能量。所以,在休息或睡眠時,副交感神經相對交感神經更加活躍。

◆ 人體的調節中心與壓力反應

大腦裡的下視丘,作為調整與維持人體的體溫、血壓、心跳、免疫機能等生命恆定狀態的樞紐,讓我們在任何環境下,保持生理機能穩定正常的運作。而自律神經接收來自於下視丘的指令,支配全身各系統,如心血管、呼吸、消化、泌尿、免疫、內分泌、肌肉骨骼等,以因應外在環境壓力或身體狀態變動,像是上台演講前,心臟會加速;要入睡時,心跳又會自然放慢速度等等。

同時,下視丘也掌控著人體的神經內分泌系統。因此,自律神經和內分泌系統彼此間會交互影響。當大腦接收到壓力時,會透過神經路徑誘發中樞的正腎上腺素(norepinephrine)和腎上腺分泌腎上腺素(epinephrine);另外,壓力也會使下視丘釋放促腎上腺素釋放因子(corticotropin-releasing factor,CRF),促使腦下垂體前葉分泌促腎上腺皮質激素(adrenocorticotropic hormone,ACTH),ACTH 隨血流到腎上腺皮質促進分

泌壓力賀爾蒙皮質醇，這兩條路徑都會讓交感神經興奮、抑制副交感神經作用。

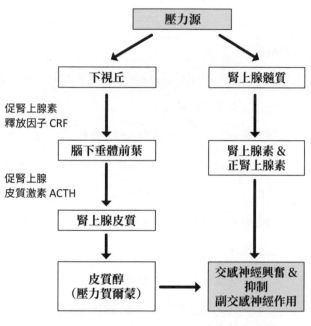

大腦處理壓力的機制

◆ 自律神經失調與併發症，
其實是身體對你發出的警訊

所謂的自律神經失調，就是交感神經和副交感神經失衡了。在它不該活躍時過於活躍，比方說準備睡覺時，

交感神經比副交感神經活躍，就會導致失眠。因為遍佈全身，自律神經的平衡若失常，將會導致全身廣泛性的影響。常見的症狀整理如下表。有些是長期出現某種症狀，有時則是各種不同身體症狀輪流出現。

自律神經失調相關症狀	
器官	**症狀**
頭部	頭痛、頭重、偏頭痛。
眼睛	眼睛疲勞、張不開、流淚、視線模糊。
耳朵	耳鳴、耳塞。
口腔	口乾、口腔痛、味覺異常。
喉嚨	喉嚨發癢、吞嚥困難、喉嚨有異物感、壓迫感。
呼吸器官	呼吸困難、有缺氧感。
心臟	心悸、喘氣、胸悶。
消化器官	噁心、胃灼熱、胃痙攣、胃潰瘍、腹脹、便秘、腹瀉、消化不良。
泌尿器官	頻尿、殘尿感、排尿困難。
生殖器	外陰部搔癢、陽萎、生理不順。
肌肉、關節	肩膀酸痛、肩膀僵硬、關節乏力。
四肢	四肢麻痺、發抖、發冷、指間有電流感、感覺遲鈍。
皮膚、汗腺	手心、腳底多汗。

全身性	症狀
食慾	沒有食慾、暴飲暴食。
精神	焦慮、不安、注意力不集中、記憶力降低。
其他	全身倦怠、容易疲勞、暈眩、漂浮感、失眠、淺眠、發熱。

資料來源：中華民國自律神經失調症協會

　　由於現代社會職場高度的不確定性、工作壓力與日俱增，以及對成長、創新的要求，我們經常生活在高壓的環境。這會使得大腦主要控制情緒反應的邊緣系統ˣ對壓力產生感覺，像是恐懼、憤怒、不舒服，這時，大腦皮質就會開始思考並加以分析處理，像是跟自己說要忍住、再一下下就成功了，然後把處理好的結果傳給下視丘。但若壓力太大或是累積時間過長，使交感神經持續亢奮，壓抑了副交感神經，將導致人體的消化、放鬆功能變差，並且在休息狀態時心跳、呼吸加快、肌肉張力增加等等，讓焦慮度和緊繃程度更加上升。

　　若這樣持續一段時間，自律神經在這樣反覆的耗損之下，會讓人覺得明明很累，身體卻仍然很緊繃、無法放鬆睡覺，並伴隨身體各處出現不舒服的狀況。

　　我會把自律神經失調描述為：**身體在向自己提出警訊。**自律神經失調的病人，在承受高度壓力時，常常會強迫自己要堅持下去、壓抑自己的情緒。但其實，壓力並沒有因

此而消失，反而會透過身體的各種不舒服來告訴你，該適度休息一下了。

根據衛福部2015年的統計，自律神經失調在女性的盛行率約為0.2-2%，男性約少於0.2%。但我認為這是低估的數據，近幾年自律神經失調有上升的趨勢。另外，也有些個案不知道自己是自律神經失調，還在各大醫院的門診檢查中遊走找病因。有研究[1]發現，自律神經調節能力和人格特質有關：性格越偏向焦慮和憂鬱，副交感神經系統的活性越低；個性屬於易疲勞性（身心易受挫折、疲倦），副交感神經調節能力也越差。

自律神經失調其實是健康的前哨站，可作為預防疾病的及時提醒。然而，現代人常常因為太忙，輕忽了此一警訊，等到看過數科醫師，再被轉至身心科時，往往拖了好長一段時間，甚至因為影響到日常生活，後來引發了更嚴重的疾病，如憂鬱症、恐慌症等。

◆ 如何檢測自律神經的狀態？

要如何知道自己是否有自律神經失調呢？可以藉由日本東邦大學筒井末春醫學博士設計的TMI（Tohou

---

x 註：邊緣系統包括下視丘、視丘前端、扣帶迴、海馬迴、杏仁核、眼框額葉皮質及部分的基底核，在情緒反應的控制上扮演重要的角色。

Medical Index）來做檢測（請見第68-70頁），檢查表中有43個常見的自律神經失調症狀，供大家自行評量。

　　此量表僅代表可能性，如果要確切診斷的話，可利用非侵入性的心率變異分析。

▷ 自律神經檢測：心率變異分析
（heart rate variability, HRV）

正常情況下，我們的每一次心跳的間距不完全一樣。生理學和藥理學研究發現，這些不規律的心跳間距是受到自律神經調控的，所以藉由分析這些參數，可以得知交感神經、副交感神經活性及自律神經總活性，還有是否出現失衡的情形（例如交感神經活性過於旺盛，嚴重偏向交感）。有自律神經失調問題者，其心率變異數多遠小於正常值。

心律變異分析儀器是非侵入式的，不會有任何疼痛感，就像量測心電圖一樣，保持約三到五分鐘靜止不動，就可以得到測量結果，也可以立即做分析並取得報告。目前在健康檢查和身心科診所已經相當普及。

◆ 如何讓自律神經恢復平衡？

要保養或修復自律神經，建議先由非藥物處方開始。

- **規律運動習慣**：一星期若能累積150分鐘的中強度有氧運動，有助於維持情緒愉悅和維持自律神經健康。
- **健康飲食習慣和攝取對的營養素**：除了大家都知曉的少鹽、少油炸、少加工食品攝取，也要減少攝取含咖啡因的食物，像是茶、可樂、巧克力、咖啡等；另外可以多攝取以下營養素：

色胺酸 (Tryptophan)	快樂賀爾蒙血清素的原料，和我們的情緒與睡眠息息相關。像是乳製品、魚類、堅果類、蛋等，都含有豐富的色胺酸。
Omega-3脂肪酸	可以降低身體發炎，改善焦慮情緒。建議從魚類、芝麻籽、南瓜籽、花椰菜、豆腐、核桃中攝取。
鈣、鎂	有助於穩定神經和放鬆肌肉。像深綠色蔬菜、奶類、豆腐、芝麻、核桃、紅薏仁中富含鈣、鎂。

- **良好睡眠**：睡眠對人體有五大功用，其中之一就是穩定自律神經。睡眠時數除了要充足外，品質也是很重要。
- **彈性的思考模式**：拋開「非怎樣不可」的原則，讓自己的生活多保有彈性，降低壓力指數。

若是生活方式調整後仍有明顯不適，建議可以接受藥物治療，身心科醫師會開立血清素回收抑制劑類的藥物來協助穩定自律神經，這一類藥物俗稱抗憂鬱劑。有些朋友拿到藥單會覺得疑惑，為什麼自己要服用抗憂鬱劑？不用擔心，抗憂鬱劑除了治療憂鬱症外，也有應用在焦慮症、自律神經失調、強迫症、飲食疾患等方面。療程約四到六個月，待症狀慢慢好轉、也養成了好的生活習慣後，就會開始進行減藥與停藥。

　　最後，冠文在接受心率分析變異檢測後，報告顯示他的自律神經總活性下降，神經年齡比實際大20歲，且交感神經過度活躍。經過服用藥物以及生活習慣上的調整，四個月後這些擾人的症狀未再出現，治療便告一段落。冠文也和我分享，擺脫了一直過於緊張的生活，讓他有重新活過來的感覺。

TMI 檢查表

最近是否出現以下症狀？ （超過 10 個，需要注意與尋求醫療專業求助）	是
1. 經常耳鳴。	☐
2. 胸腔或心臟附近，會出現絞緊感。	☐
3. 胸腔或心臟附近，會出現壓迫感。	☐
4. 常有心悸的感覺。	☐
5. 有心跳速度加快的情況發生。	☐
6. 常覺得呼吸困難。	☐
7. 比別人還容易氣喘。	☐
8. 即使坐著，也偶爾會有氣喘的情況出現。	☐
9. 在氣溫炎熱的夏天也會出現手腳冰冷的現象。	☐
10. 手腳指尖有變紫的情形。	☐
11. 經常感到食慾不振。	☐
12. 經常有嘔吐感，或者有嘔吐的現象。	☐
13. 胃部的健康狀態不佳，對此感到困擾。	☐

14. 有消化不良的毛病，對此感到困擾。 ☐

15. 胃部健康狀態差，時常感到不舒服。 ☐

16. 進食或者空腹時，胃會痛。 ☐

17. 經常拉肚子。 ☐

18. 經常便秘。 ☐

19. 肩膀或頸部酸痛。 ☐

20. 腳酸痛。 ☐

21. 手臂酸痛。 ☐

22. 皮膚非常敏感，容易出現毛病。 ☐

23. 臉部有嚴重的潮紅情況發生。 ☐

24. 即便在溫度不高的冬天，也會流很多汗。 ☐

25. 皮膚經常出現蕁麻疹。 ☐

26. 常有嚴重的頭痛。 ☐

27. 常有頭重、疼痛的情況出現，且影響情緒。 ☐

28. 身體會突然一陣冷、一陣熱。 ☐

29. 常出現嚴重的目眩。 ☐

30. 曾經有快要暈倒的感覺。 ☐

31. 有兩次以上暈倒的經驗。 ☐

32. 身體某個部位有麻痺或疼痛感。 ☐

33. 手腳會出現發抖的情況。 ☐

34. 身體會突然發熱出汗。 ☐

35. 經常覺得疲憊不堪。 ☐

36. 在夏天的時候，很容易覺得倦怠。 ☐

37. 工作時會疲憊不堪。 ☐

38. 經過一整夜睡眠，早上起床後依然覺得累。 ☐

39. 稍微工作，就感到疲倦。 ☐

40. 疲勞到無法進食。 ☐

41. 氣候一轉變，身體狀況就會改變。 ☐

42. 是否有醫生告訴過你，你是敏感體質。 ☐

43. 容易暈車、暈船、暈機等。 ☐

第二章

從緊張、低落到煩躁，
觀察我的焦慮等級

心煩意亂又坐立難安，
無法控制內心的緊張與害怕

—— 廣泛性焦慮症 ——

【案例分享】--

　　如芝是科技公司老闆的祕書，自大學畢業後就進入該公司工作，而且她還是五歲女兒、三歲兒子的媽媽。她平時處事謹慎，每個細節都會處理得妥妥貼貼，習慣在事前就做好全部的規劃，像是公司的尾牙活動三個月前，她就開始來回確認座位表、聯絡賓客、試菜、和主持人對稿等，凡事都要確認到萬無一失，不讓一點疏忽搞砸了活動。

　　近一年來，如芝覺得自己需要操心的事情越來越多，也發現身體漸漸吃不消。大至繁重的工作內容，像是：要照料日漸增多的往來客戶、幫老闆排定複雜的行程；小至生活中的各種煩惱，比方說：擔心女兒萬聖節的服裝沒有準備好會被同學嘲笑、老公最近咳嗽咳得厲害是不是生重病了、錯過垃圾車時間的話怎麼辦……

　　她覺得自己沒有一刻不憂慮，整天坐立難安，無法集中注意力，又不自覺擔心起其他尚未發生的事。工作效率變差，

記憶力也大不如前，剛背的帳號密碼一下子就忘了；到了夜晚疲倦不堪，偏偏睡前躺在床上時，又會一直想著未完成的事，還沒幫老公燙明天早上要穿的襯衫、某一封重要郵件要記得回……就這樣又過了兩小時，離起床的時間只剩四小時，如此循環往復，永無止盡的擔憂和疲倦感讓如芝心力交瘁。

如芝的好姊妹兼同事看到她日漸憔悴，工作也頻頻出錯，便建議如芝到身心科調整睡眠，或許睡眠變好，精神也會好一些。如芝起初很害怕看身心科，但依然鼓起了勇氣，希望可以改善現狀。

她一臉憔悴的問：「李醫師，所以我是怎麼了？」我說：「這是廣泛性焦慮症。」

◆ 何謂廣泛性焦慮症？

廣泛性焦慮症是焦慮症的其中一種，容易對生活中的大小事情有著預期性的過度焦慮與擔憂，可能是關於工作、家人、健康、財務、意外等，而擔心程度通常大於事件本身的客觀壓力。當事人會覺得難以控制焦慮，心情緊張，嚴重干擾到日常生活，有時，甚至會伴隨一些身體症狀，像是肌肉緊繃、頭痛等。

根據《美國精神疾病診斷與統計手冊》第五版所說，廣泛焦慮症的診斷標準是：對許多事件或活動有過度焦慮和擔憂持續半年以上，合併下列症狀三項以上，不但難以控制，而且已經影響到個人的日常生活功能。

診斷條件（同時出現三項以上，並持續至少半年）

○ 坐立不安或感覺緊張或心情不定。

○ 容易疲勞。

○ 注意力不集中、腦筋一片空白。

○ 容易生氣。

○ 肌肉緊繃。

○ 睡眠困擾（無法入睡或維持睡眠、或者多夢淺眠）。

如果是因為身體疾病（例如甲狀腺功能亢進）或是物質（例如酒精戒斷反應）引起的過度焦慮就不在這個討論範疇內。

◆ 像個老媽子一樣的擔心或碎碎念，也是廣泛性焦慮症？

觀察自己的周遭，應該可以發現不少人在緊急時，會

面露擔憂或嘴巴不自覺碎碎念，但並不代表那些人就是廣泛性焦慮症。如同前述，廣泛性焦慮症會明顯干擾到日常生活，但一般的擔心則不會，甚至還能加速事情的進行。若是出現其他較為重要的事情，便可以理性地放下眼前的煩惱。另外，一般人的擔心可能只會針對事情的某些層面，例如：時間來得及嗎？成品是否好看？然而，廣泛性焦慮症個案的擔心涵蓋範圍較廣，且通常焦慮程度會超越事情的嚴重性。

雖然要符合廣泛性焦慮症有一定的條件，但廣泛性焦慮症其實很常見，終生盛行率（lifetime prevalence，是指人的一生中罹患該病的機率）約為5-8%，症狀常在青少年晚期或是成年初期漸漸出現。

隨著人生階段發展，煩惱會有所不同，學生時代會害怕課業不如預期、同儕關係不穩定；就業以後則擔憂工作表現、經濟收入；組織家庭後掛念另一半或小孩的狀況；步入老年後開始因為身體健康問題而困擾。其中，大約只有三分之一的個案會到身心科就醫，其他個案則是由於身體不適而長期在心臟內科、胸腔內科、腸胃內科、家醫科間，反覆進行各項檢查，若未找到確切病因反而會使人更焦慮。

◇ 廣泛性焦慮症如何改善與治療？

面對廣泛性焦慮症，如果沒有積極治療的話，容易造成病程慢性化[i]，增加其他身心疾病（像是憂鬱症、恐慌症等）的風險。再加上心理影響生理，長期的焦慮情緒會帶來壓力，不斷刺激身體分泌壓力賀爾蒙，大腦的功能也會隨之改變，導致我們更加不舒服。

而當慢性壓力逐漸累積，和外界的互動有可能會隨之惡化，比如說家人會覺得你動不動就生氣或不耐煩，甚至越來越囉唆。長期下來，自律神經系統也會受到影響，使整個身心狀態都陷入負向循環之中。

若早一點介入治療，便可以改善生理上不適和認知上的焦慮，讓生活回到正軌。廣泛性焦慮症能藉由藥物治療、心理治療、自我壓力處理技巧等方式互相配合來改善。認知行為治療、支持性心理治療、洞察力導向心理治療等常被來應用在廣泛性焦慮症個案身上。

✔ 藥物治療

初期主要是使用苯二氮平類（鎮定劑）合併抗憂鬱劑（如選擇性血清素再吸收抑制劑）使用，臨床上經常先用鎮定劑的快速療效讓症狀緩解，待約三週後抗憂鬱劑發揮效果，再慢慢調低鎮定劑的劑量，以維持穩定且避免鎮定劑成癮。若是初期只用抗憂鬱劑而不合併鎮定劑，因抗憂

鬱劑發揮效果需要時間，個案常常會覺得沒有顯著改善，還必須忍受抗憂鬱劑的副作用，因而停藥。

✔ 認知行為治療

　　主要是為了矯正錯誤的思維。像是過度關注負面消息，自動忽略正向訊息，並強化問題嚴重性（擔心經常變成一種反射動作），讓人的焦慮閾值變低，導致日常生活中大小事都可以促發焦慮。此治療是藉由引導個案覺察自己對外在事物的反應與想法，討論這些擔心的合理性，比方說，是否某件事的發生機率很低但你依然害怕，以致你花太多力氣去降低風險。

　　另一方面，精神動力學派[ii]則認為，焦慮來自於個案強烈的內在衝突，因此，治療目標不是消除焦慮，是增加個案對焦慮的耐受性，增強自我掌握度，利用焦慮症狀作為反思內心掙扎的信號，擴大自我的洞察力和理解力。

✔ 支持性心理治療

　　目的是加強個案積極、健康的認知與行為，以此減輕造成精神障礙症狀的內心衝突（intrapsychic conflict）。

---

i 註：指疾病的病程持續三個月以上時，就會導致慢性化。

ii 註：常見方式為鼓勵個案重新經驗早年令人困擾的經驗，尋找創傷源頭和內在衝突，連結當前症狀，透過衝突的重新經驗來修通和重新整合（可見第216頁的進一步說明）。

不去揭露內在或潛意識當中的衝突，而是去鼓勵並加強個案的防衛機轉，藉由適當的防衛機轉維持自我的強度與平衡，使他能更適應外在環境。其中，此治療有個相當重要的部分是傾聽，這樣能夠使個案獲得充分的認同感與被理解感。

✔ 洞察力導向心理治療

增進個案對過去和現在經歷的理解、它們之間如何相互關連，以及那些事件對人際關係、情緒和身心狀態的影響。治療者會去揭露個案內在或潛意識當中的衝突，希望個案透過獲得洞察力，最終改善症狀。

其他方法包括學習壓力處理技巧，如：辨識焦慮情緒並試著接納、肌肉放鬆訓練、正念呼吸訓練都會協助病情的改善。壓力處理方式可能會跟隨每個人不同的興趣而有所不同（將於本書第二部提供更詳盡的建議）。

廣泛性焦慮症不只個案本身辛苦，周遭的親朋好友也經常深受其影響。若覺得自己容易過度擔憂（亦可以透過右頁的自我評估表，先認識自己目前的焦慮程度）、看過許多醫生找不出毛病，或出現第74頁表格中三項以上的症狀，建議盡早到身心科評估，接受專業治療。

廣泛性焦慮自評表
(Generalized Anxiety Disorder-7，GAD-7)

過去兩星期你有多經常受到以下問題困擾：

	完全 沒有	僅有 幾天	一半 以上	幾乎 每天
1. 感到緊張、不安或煩躁。	☐	☐	☐	☐
2. 無法停止或控制焦慮。	☐	☐	☐	☐
3. 過分焦慮不同的事情。	☐	☐	☐	☐
4. 難以放鬆。	☐	☐	☐	☐
5. 心緒不寧以致於坐立不安。	☐	☐	☐	☐
6. 容易心煩或易怒。	☐	☐	☐	☐
7. 感到害怕，就像要發生可怕的事情。	☐	☐	☐	☐

✔ **計分方式：**　　✔ **結果說明：**

完全沒有：0分　　**5分以下**：正常

僅有幾天：1分　　**5-9分**：輕度焦慮

一半以上：2分　　**10-14分**：中度焦慮

幾乎每天：3分　　**15-21分**：重度焦慮。

總分：＿＿＿＿＿

這世界好無聊，
開心像是上輩子的事了

—— 憂鬱症 ——

【案例分享】

　　凱文今年24歲，電機所碩二生，本來活潑熱情、成績優異的他，發現自己這半年來越來越害怕與指導教授開會，因為教授交代的進度他都沒有如期完成。

　　他發現自己的「狀況」並不好：睡眠品質一天比一天差，凌晨四、五點就醒來，醒來後便再也睡不著，就這樣睜著眼睛看太陽升起；沒發生不好的事情，但心情總是莫名低落，彷彿人生沒有什麼值得期待的，眼前盡是未來的待辦事項等著劃去，包括：完成論文畢業、找工作、結婚、生子、照顧父母……有時候，好希望生命可以在此結束，就不需要承擔這麼多的責任了。

　　此外，凱文的體力開始變差，經常還沒過中午就已經感到疲累，導致實驗進度落後。起初他以為是自己發懶又沒有睡好，才會無精打采，但漸漸地，他覺得自己好像一無是處，才會拖累實驗室同學；甚至不想參加朋友的聚會，總是找各種理

由推掉邀約；連本來最愛的美國職籃季後賽也提不起興趣。

　　他最常做的事就是一個人關在房間，腦中想著要不要延後畢業、怎麼這麼沒用、要如何和家人交代，偶爾還會閃過自己不該存在這個世界上的念頭⋯⋯

　　從悲傷壓抑到喪失自我價值，是什麼讓一個人在短短半年間，失去了原有對生活的熱情，深陷情緒的低谷裡動彈不得呢？

　　心情低落、難過是正常的，每個人遇到挫折或不如意之事，難免會感到煩悶與憂傷；但如果憂鬱的情緒過於嚴重，低潮期的時間持續太久，甚至影響到了日常生活，這時就建議尋求進一步的專業治療。因為你有可能是受到了「憂鬱症」的侵擾。不積極治療，可能會讓症狀更嚴重、功能更受損。憂鬱症經常沒有立即被注意，或者沒有接受適當的治療。憂鬱的人有時候會否認、輕忽自己的症狀，或者自認為只是短期壓力造成，不一定會求助專業醫師或旁人。

◆ 憂鬱症會以多種面貌出現

　　事實上，憂鬱症是一種身心疾病，會影響到一個人的

思考、感覺與行為。根據世界衛生組織（WHO）指出，2020年全世界有三大疾病需要重視，憂鬱症就是其中之一。而每個人的憂鬱症狀不會完全相同，主要由下列四大項症狀所構成：

✔ 情緒症狀

心情持續低落、煩躁、易怒，或是情緒起伏很大。有些人也會伴隨著恐慌和焦慮感；對許多事情都失去什麼興趣，甚至對原本喜歡的事物也提不起勁；好像感受不到任何情緒，彷彿和這個世界隔離了一樣，甚至認為似乎一切都與自己無關。

✔ 思考症狀

容易自信心不足，對於小事經常猶豫不決，總覺得自己什麼都做不好。加上思考速度變慢、專注力差，記憶力也跟著下降。嚴重時，會伴隨強烈的負面思考，像是罪惡感、無望感，有時候也可能把憂鬱症和自己人格特質、個性、生活的挫敗連結在一起，甚至出現自殺的想法。

有些個案會跟我說，他們很震驚腦海自動浮現想不開的念頭，還會覺得自己怎麼會這麼想，甚至因此感到更加愧疚。

✔ 動力症狀

　　缺乏動力是憂鬱症常見的一種症狀，但不是有動力就不是憂鬱症，有些人的憂鬱症是用煩躁、精神動作激動來表現。比方說，可能會呈現出兩極化的行為，失眠或是睡太多，沒有食慾或暴飲暴食。明明就沒有做什麼事情，卻依然很疲憊；不想出門，只想整天躺在床上；性慾低下，甚至出現性功能障礙。

　　另一方面，個案經常伴隨「啟動困難」，也就是越來越難啟動一件事情、一個計畫，或者明明是簡單的行動，像是刷牙，但要走到浴室這段路卻感覺很遙遠。

✔ 身體症狀

　　青壯年憂鬱的症狀包括了：容易失眠、沒動力、不想和朋友出門、食慾差等等，最常見的是身體各部位疼痛。相較之下，老年憂鬱通常會先以身體不適來表現，像是查不出原因的胸悶、心悸、腸胃不適、各處疼痛、四肢無力、手麻腳麻等。與一般疾病不同的是，憂鬱症的身體不適感可能遍及全身，而且還會轉移。

◈ 身心科醫師針對憂鬱症的診斷

　　目前台灣身心科醫師通用的憂鬱症診斷準則是出自於《美國精神醫學會診斷與統計手冊》第五版，請參考下頁

表格，只要兩週內有五項（或更多）症狀同時發生，並且原先的生活能力在生病前後有明顯落差，包括工作、學業、人際社交等等，就必須要多加留意。

診斷條件（兩週內同時有五項以上）

○ 整天都是憂鬱情緒。

○ 對所有活動皆降低興趣和愉悅感。

○ 體重明顯變化（一個月變化超過5%），或食慾降低／增加。

○ 失眠或嗜睡。

○ 精神動作激動或遲滯。

○ 經常疲倦或無精打采。

○ 自我感到無價值感，或是有過度或不恰當的罪惡感。

○ 思考能力或專注力降低，或是猶豫不決。

○ 反覆想到死亡，甚至有自殺意念、企圖或計畫。

　　身心科醫師除了對照診斷標準，還會透過會談中蒐集到的資料才能下診斷。雖然無法像其他疾病一樣，可以利用抽血、造影就能得到客觀的結果，然而事實上，我們會藉由個案發病過程、症狀、影響程度、家族史等，排除其他身體疾病症狀類似憂鬱症的狀況（像是甲狀腺功能低下、中風、腦瘤等），才能得知身體到底發生了什麼事。

當然，症狀持續的時間長短也是很重要的因素，這樣才能做出最正確的診斷。

◊ 其實，憂鬱症離我們很近

根據近期研究統計，憂鬱症的終生盛行率為5-17%，是所有精神疾病之冠，女性約為男性的兩倍。據世界衛生組織估計，全球每一百人中預估會有三人罹患憂鬱症。

衛服部健保署統計，台灣憂鬱症人數急遽增加，從101年的51.3萬人至110年成長到63.8萬人；以年齡層來分，45-64歲是高峰期，占比37%。我們都知道這是低估的數字，在台灣僅約20% 的憂鬱症個案有就醫，許多人會因為身心疾病汙名化、沒發覺自己有憂鬱症等，而不願就醫或是不知道該就醫。像是我遇過一位深受憂鬱症折磨的女大學生，被病情影響兩年後才踏入診所，「我一直以為是我太懶又不聰明，才會什麼都不想做也做不好。偶然間看到有網友分享，才知道原來是我生病了。」

而憂鬱症其實是一個有多重因素所導致的疾病，可以歸納如下頁表格：

生物學因子	像是神經傳導物質失衡（如血清素、正腎上腺素、多巴胺）、大腦結構異常、內分泌失衡。
基因遺傳因子	可以視為憂鬱體質，研究顯示，憂鬱症個案的一等親罹憂鬱症的相對風險是一般人的三倍。
心理社會因子	舉凡壓力、人格、重大創傷、成長歷程的心理陰影、學習來的無助感、錯誤認知等，這些都是心理社會因子。

憂鬱症的產生，可能是以上因子交互作用所導致，如本身有憂鬱體質、長期暴露在壓力下、壓力賀爾蒙接受器基因產生甲基化、壓力回饋機制失調等，導致憂鬱症因而被誘發。然而，不一定每樣因子都滿足才會發生，在診療室，也曾遇過個案並沒有特別遭逢心理社會壓力，就陷入憂鬱的情況。

憂鬱症所帶來的影響往往不是只有個人，有可能是一個家庭和整個社會。因為憂鬱症會影響社會功能和職場表現，尤其如果個案是家中經濟的主要來源，勢必會對家庭帶來更大的衝擊。因此，正視憂鬱症這個議題並找出解決方法是必要的。假如自己或身邊的朋友有出現類似憂鬱症的症狀，可以參考文末的健康狀況量表。

另外，建議憂鬱症個案的親友，可以多給予支持、傾聽和陪伴，鼓勵其尋求專業人員協助，並且多注意個案言語或行為上的警訊（如：表達想要離開世界等自殺念頭）。

互動中，盡量避免壓抑個案的心情、簡化他們的感受，例如說：「你就是想太多了！」「看開一點吧！」「加油，再努力一點就好！」這樣反而會讓事態變糟。

◇ 憂鬱症的治療方式

憂鬱症的治療日新月異，除了藥物治療和心理治療被認證過為有效的憂鬱症治療，美國食品藥物管理署（Food and Drug Administration，FDA）於2008年批准重複性經顱磁刺激（repetitive Transcranial Magnetic Stimulation，rTMS）[iii]，可應用於藥物反應不佳時的狀況。憂鬱症的異質性很高，需針對不同的疾病表現和嚴重度，使用不一樣的治療方式。

藥物治療主要藉由調節大腦神經傳導物質不平衡來改善情緒，像是第一代抗憂鬱劑（三環抗憂鬱劑、單胺氧化酵素抑制酶）和第二代抗憂鬱劑（選擇性血清素回收抑制劑、正腎上腺素與血清素回收抑制劑、正腎上腺素與多巴胺回收抑制劑、褪黑激素促效劑等）。特別要注意的是開啟藥物治療後，不可自行增減劑量或突然停藥，因為有可

---

iii 註：利用強力且不斷變化的磁性脈波，引發神經細胞的電流傳遞，進一步影響大腦不同功能區域的活性與神經網路的連結性。

能會出現戒斷症狀。

另外，抗憂鬱劑服用後約兩至三週才會逐漸出現療效，不像感冒藥物一服用就能馬上緩解症狀，記得耐心等待，別因為一時出現的副作用便自行中斷治療，導致功虧一簣。

初次發病的個案，若是不服用藥物，症狀可能持續逾半年以上；服藥可以縮短憂鬱症病程，待症狀緩解後，建議繼續維持藥物四到六個月，再和醫師討論是否要逐漸調降藥物。

▶ 自行停藥會發生什麼事？

臨床上常看到症狀完全改善後便自行停藥，在症狀解除後經常會於兩個月後左右復發（relapse）。也有統計指出，憂鬱症個案一輩子有50-80%機率會至少出現一次康復後復發（recurrence），發作越多次，對藥物效果反應會越差，認知功能的傷害也會累積，對於復發兩次以上的個案，應和醫師討論是否要長期服藥。有些藥物不建議長期服用，但如果反覆發作，抗憂鬱劑還是要長期服用。

輕度到中度的憂鬱症，也可以使用心理治療方式來改善，像是認知行為治療（Cognitive Behavioral Therapy，CBT）、人際心理治療（Interpersonal Psychotherapy，IPT）、接納承諾治療（Acceptance and Commitment Therapy，ACT）、正念認知治療（Mindfulness Based Cognitive therapy，MBCT）等都有應用在憂鬱症治療上，每一種療法都有它適應的族群，可以在接受治療前先和心理師做好充分溝通。

　　除了上述治療以外，規律生活作息、均衡營養攝取、規則有氧運動等，對於憂鬱症改善和預防也很重要。若你本身有憂鬱體質，建立自己的抗憂思維，有效減壓活動，才是遠離憂鬱症的長久之計。

健康狀況問卷量表

在過去兩個星期，有多少時候受到以下任何問題所困擾？

	從未發生	幾天	一半以上	幾乎每天
1. 做事時提不起勁或沒有樂趣。	☐	☐	☐	☐
2. 感到心情低落、沮喪或絕望。	☐	☐	☐	☐
3. 入睡困難、睡不安穩或睡眠過多。	☐	☐	☐	☐
4. 感覺疲倦或沒有活力。	☐	☐	☐	☐
5. 食慾不振或吃太多力。	☐	☐	☐	☐
6. 覺得自己很糟、失敗，或讓自己或家人失望。	☐	☐	☐	☐
7. 對事物專注有困難，例如閱讀報紙或看電視。	☐	☐	☐	☐
8. 動作或說話速度緩慢，或煩躁或坐立不安。	☐	☐	☐	☐
9. 有不如死掉或用某種方式傷害自己的念頭。	☐	☐	☐	☐

本問卷由 Robert L. Spitzer 博士、Janet B.W. Williams 博士、Kurt Kroenke 博士設計

✔ **計分方式：**

從未發生：0分
幾　　天：1分
一半以上：2分
幾乎每天：3分

✔ **結果說明：**

10-14分：輕度憂鬱
15-19分：中度憂鬱
20分以上：重度憂鬱

總分： _____

情緒高低起伏大，
和他人的摩擦變多，
我到底怎麼了？

—— 躁鬱症 ——

【案例分享】

　　明哲今年26歲，個性少言內向，平時做事謹慎負責，在3C產品店擔任店員。最近一週同事發現，明哲的個性變得比平時外向，話不多的他突然像是連珠炮似地講不完，而且心情起伏大，上一秒開心，下一秒卻生氣責備同事沒有把貨品補齊，幸好自己夠機靈有察覺。

　　內向的明哲，不太會積極組織社群或參與公眾事務，然而他最近為了幫自己喜歡的歌手宣傳，主動創建了一個社群要為演唱會催票，由於他不停分享歌手的相關連結，一個小時就發布了幾百條訊息，讓群友們不堪其擾；甚至，與社群成員意見不合時還發生了激烈的爭吵，導致被退群，連歌手的工作團隊都致電表示，希望明哲不要參與這次的演唱會。

　　在那之後，明哲工作中常常分心，向客戶介紹產品時，

對方明明詢問的是滑鼠，他卻會跳過滑鼠來介紹鍵盤；盤點庫存和收銀記帳的工作也頻頻出錯，店長甚至為此約談了明哲，知道他不是輕忽工作的人，並希望他休息一陣子。明哲覺得很委屈，一時情緒激動便破口大罵，表示自己能力這麼好，在這邊工作是紆尊降貴來幫忙，現在就要辭職，自行去創業當老闆……

　　你可能會發現，身邊有些親友出現了像明哲一樣有躁症或輕躁症的症狀。其實，躁鬱症的發病與腦內某些化學物質的作用異常有關，如果及早接受專業的藥物與心理治療，便找到能夠維持生活機能的調適方式。

◆ 躁鬱症的症狀有哪些？

　　躁鬱症的正式名稱是「雙相情緒障礙症」，個案會出現情緒亢奮激動的躁期，也會有情緒低落的鬱期，並且在兩者之間擺盪。躁鬱症又可分為第一型與第二型。第一型躁鬱症診斷為至少有一次躁期發作；第二型躁鬱症診斷則是至少一次輕躁期和一次鬱期發作，但沒有躁期發作。

　　躁期的表現為一週以上的情緒興奮愉悅或易怒、自信心膨脹、思考跳躍、睡眠需求降低、滔滔不絕、容易分心、

增加目標導向活動，還有無法理性判斷而過度參與超過自身能力以外且帶來痛苦的事務，像是過度投資、十分鐘下單買房、風險高的性行為等。而輕躁期的症狀比躁期輕微，持續時間較短，甚至有個案覺得輕躁期能提高工作效率。而鬱期則是和憂鬱症的症狀相同。

雖然診斷出躁鬱症並不一定會有鬱期，但只有10%左右個案僅出現躁期，大部分個案在一生當中都會經歷躁期和鬱期。臨床經驗上，大多先出現鬱期，診斷為憂鬱症，後來出現了躁期或輕躁期，這時診斷才會從憂鬱症改為躁鬱症。

躁鬱症發生率比起憂鬱症少很多，年發生率約為1%，平均發病年齡為30歲，男女比相等，不過，這些數據有可能因為病程複雜未正確診斷或就醫而被低估。

躁鬱症的相關症狀

躁期	鬱期
睡眠需求降低	活動力降低、失眠或嗜睡
講話誇大、滔滔不絕	心情低落、鬱悶
思考跳躍	對周遭事物失去興趣
容易分心、難以專注	思考力或專注力降低
無法理性判斷、易衝動購物	悲觀消極或出現自殺念頭

◈ 躁鬱症的成因

　　根據目前研究發現，躁鬱症與基因遺傳相關。在家族研究中，指出直系親屬若有躁鬱症，子女得到躁鬱症的風險可能高達一般人的三倍。如果你的手足或家屬有躁鬱症，那麼，你可能也會有躁鬱症的體質。

　　此外，躁鬱症也和腦部結構變化與大腦生物功能異常相關，像是大腦神經傳導物質多巴胺、乙醯膽鹼、生長激素分泌異常。社會心理因素也會誘發有躁鬱症體質的人疾病發作，例如感情挫折、家人過世、官司纏身、財務重大損失等。

◈ 躁鬱症的治療方法

　　在躁期，個案常常感到自信滿滿，不覺得自己有什麼異狀，因此，許多躁鬱症個案其實是沒有被正確診斷與治療的。有些人沒有選擇治療，過一段時間好像又恢復正常。的確，未治療的躁期平均持續三個月後會漸漸自行緩解，但要特別提醒的是，個案在躁期時常會高估自己的能力去參與一些有風險的事務。

　　比方說，有位主婦在躁症發作時，獨自一人簽下預售屋合約，後來先生和兒女發現家裡無力負擔，想要解約，還和代銷公司走上司法程序，等到主婦躁症緩解後，才發

現自己帶給了家人負擔而自責不已。因此，若有發現症狀時，盡早治療可以有效降低傷害（亦可使用第97頁的量表先做簡單的自我評估）。

躁鬱症的治療以藥物為主，使用的藥物如下表。情緒穩定劑和第二代抗精神病藥物是躁鬱症會使用的，憂鬱劑和鎮定劑都是身心科常用藥物，主要都是作用在大腦的神經細胞上，但每種藥的機轉各不相同。（詳細可參考第170頁〈產生副作用怎麼辦？〉一節）

常見商品名	常見學名
情緒穩定劑	Lithium、valproate、carbamazepine、lamotrigine。
第二代抗精神病藥物 iv	olanzapine、risperidone、quetiapine、ziprasidone、aripiprazole。
少數抗憂鬱劑	bupropion。
鎮定劑	clonazepam、lorazepam。

因為躁鬱症藥物種類繁多，治療策略較為複雜，分為急性期和維持期，躁症和鬱症的用藥也不盡相同，需要密切和醫師配合討論，勿因為症狀穩定就自行減藥或停藥。

---

iv 註：第二代藥物副作用較少，服用後不會出現像是手抖、眼球上吊、歪嘴、牙關緊閉、歪頭、舌頭外吐或捲曲等等狀況，也因此，現在已經越來越少開立第一代的抗精神病藥了。

據長期追蹤的研究顯示，有15%的個案會痊癒，45%的個案有二次以上發作但未影響到生活，30%的個案處於症狀部分緩解，而10%的個案則是嚴重影響到社會功能。要注意的是，每復發一次，對大腦的傷害就多一次。發作越多次，對藥物療效反應越差。另外，酒精依賴也會讓疾病的預後（prognosis）較差，若個案有酒精成癮，要搭配戒癮治療，讓躁鬱症更趨於穩定。

在急性症狀穩定後，則可以搭配心理治療，了解誘發躁鬱症的因子，學習調適壓力，以避免下次疾病的復發。

還記得因為躁症發作而導致生活紊亂的明哲嗎？最後是被他的同事帶到我的診間，希望可以幫他穩定情緒，不要一直與顧客起衝突。一開始明哲因為躁症所導致的自信心膨脹，根本不願意接受治療，表示自己比誰都懂醫學，而且認為目前的感覺「前所未有地好」，於是在不斷地努力建立醫病關係後，明哲終於願意服用藥物，來幫自己睡得好一點以免血壓飆高。

爾後每週的回診，明哲漸漸產生了現實感，不再出現過度幻想，也了解躁鬱症對自己造成的影響，進而表示他在大學時曾出現過憂鬱期，但當時沒有就醫，拖了約一年才漸漸好轉。現在的他已經恢復正常上班，規律服用情緒穩定劑和接受心理治療，也重回了之前的生活節奏。

楊氏躁症量表

請逐項評估是否有以下情形？	是
1. 高昂的情緒，過度的樂觀和自信。	☐
2. 減少對睡眠的需求而且不會感到疲倦。	☐
3. 自大妄想，膨脹的自我意識。	☐
4. 身體和心理活動的增加。	☐
5. 說話速度快，思考快速和衝動。	☐
6. 判斷力差，容易分心。	☐
7. 莽撞的行為。	☐
8. 在極嚴重的情況下可能有幻覺。	☐

✔ 結果說明：

有上述中三項症狀以上且至少連續持續一週者，建議進一步尋求專業醫師的協助。

第三章

希望一切都在控制中，
卻又不斷擔心害怕

集中精神好難，
為什麼沒辦法再專心一點，
好好把事情完成呢？

—— 成人注意力不足過動症 ——

【案例分享】 --

　　32歲的澤輝出現在診間時，是跟太太一起來的。太太說前幾天澤輝騎機車載她，卻因為分心擦撞到停在路邊的車輛，幸好兩人都只是皮肉傷；然而，這並不是第一次澤輝因為不專心而發生交通事故。

　　她稍微敘述了是怎麼認識澤輝的。起初交往時，覺得他個性開朗、不拘小節、思考正向、風趣幽默、想法多元，也因為如此，一起玩樂的朋友很多，人緣相當不錯。直到兩人結婚後，她才慢慢發現，澤輝不拘小節到有點散漫、丟三落四，每每家事交代給他，不是忘記就是胡作一通，像是忘記丟垃圾、碗盤洗不乾淨就放進烘碗機……

　　澤輝時常會冒出很多新點子，甚至一頭熱地嘗試新事物，卻總是虎頭蛇尾，比方說提議要去露營，衝動買了高級設

備後便放在一旁。最令人擔心的是，澤輝在工作上也是如此，總是誇大其實、設立好高騖遠的目標，但難以貫徹始終，執行得雜亂無章，經常需要同事幫他善後。可是對澤輝來說，他覺得是同事們不幫他，自己的能力則完全超過這份職務的要求，憤而離職去找下一份工作。不過，同樣的情景不斷重演，至今沒有一份工作做超過一年。隨著年紀增長、太多過短的工作經歷，讓澤輝越來越難找到正職，目前多以兼職為主，家裡的支出都要仰賴太太來負責。

我詢問澤輝為什麼每份工作都無法做久？他說自己很容易對事情感到無聊，重複性的庶務工作讓他無法專心，也沒有辦法長時間久坐，總會忍不住想找人講話，他也發現自己很難獨處，只要周遭一靜下來就會感到焦躁。

事實上，前述個案是罹患了成人注意力不足過動症（Adult attention deficit hyperactivity disorder；Adult ADHD），你是否也懷疑自己或身邊親友有注意力不集中的情形呢？可以利用五分鐘的時間，做做看第107-109頁的量表。

◆ 原來大人也有注意力不足的問題

據統計，注意力不足過動症約有4%盛行率，屬於神經生理疾病。大部分的人會以為ADHD只有在孩童時期才會出現，其中，多達60%的ADHD兒童到成年仍有症狀；而且在成人和兒童ADHD的基因研究、大腦成像和神經認知和藥理學研究有同樣的異常發現。其實，很多成人的ADHD是因為小時候沒有被診斷，直到近年來才比較受到重視。

參照至今的基因、雙胞胎、家族研究，大部分的學者相信ADHD主要來自於基因遺傳。而在成人ADHD的正子斷層大腦造影中顯示前額葉葡萄糖代謝下降；另有研究表示使用單光子電腦斷層掃描（Single-photon Emission Computed Tomography；SPECT），成人ADHD大腦紋狀體中的多巴胺傳送體（Dopamine transporter；DAT）結合密度增加。

另一方面，結合過往許多的結構性核磁共振造影的分析，顯示ADHD的個案大腦和正常的大腦相比，總體大腦、小腦蚓部（cerebellar vermis）、胼胝體（corpus callosum）體積較小；基底核（basal ganglia）、前額葉（frontal lobe）的體積、灰質、皮質厚度也都較小。

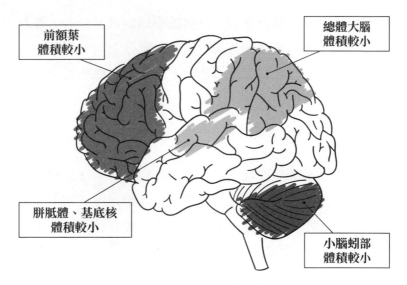

前額葉
體積較小

總體大腦
體積較小

胼胝體、基底核
體積較小

小腦蚓部
體積較小

ADHD 個案的大腦結構

(Image by Freepik)

◇ 成人注意力不足過動症的徵狀

　　你可能認為注意力不足無傷大雅，但是罹患成人
ADHD不僅是無法專心而已，還有過動、衝動、情緒不穩、
組織力欠佳、較低的壓力耐受度等狀況，使得工作表現與
人際關係惡化，就像澤輝一樣，經濟和家庭問題都有可能
相繼浮現。以下分別簡述各徵狀會帶來的影響。

✔ 無法專心

　　很難長時間把注意力維持在一件事情上，尤其是面對
枯燥或重複性的工作。只要身邊有其他活動或聲音，就會

不自覺被吸引；甚至在與同事討論事情時容易分心，導致沒有把別人的話好好聽進去，如果對象是上司，就更加糟糕了。不夠專注也會伴隨著健忘，因為沒有把該記憶的資訊儲存進腦海裡，以致於經常忘東忘西。

✔ 過動

　　無法安穩地坐在位子上，時常在開會時、應該安分坐好的場合忍不住離席；或是在日常生活中過度活躍，完全靜不下來，不得不去做點事情。有些人會在社交場合上，不停地想要與人說話。

✔ 衝動

　　對於衝動的抑制較差。當與他人交談時，無法克制自己去插話，或急著幫對方把話說完；在別人忙碌的時候，打斷對方正在進行的工作；遇到需要排隊的場合，很難配合等待；又或是沉迷於某項興趣，無法理性評估自身狀況而衝動購物。

✔ 情緒不穩

　　時常覺得自己靜不下來、煩躁不安，壓力耐受性較低。在遭受挫折時容易生氣，或在某些場合上難以控制不斷冒出的負面情緒，這將進而影響到工作表現和人際關係。也因此，成人 ADHD 常伴隨焦慮和憂鬱情緒。

✔ 組織力欠佳

　　成人 ADHD 也會影響到制定計畫、組織能力或難以分辨事情輕重緩急等，很難有條理地完成較複雜的任務，會選擇逃避或延後需要費心思考的工作，總是在截止前一刻才完成或才正要開始做，導致時間管理上出現問題，給人懶散、拖延、不負責任的觀感，或是沒有辦法把一件事情執行到最後，妥善地完成。

　　因為這些症狀，容易在職場上或生活上帶來負面影響，像是工作時總是忘東忘西、粗心大意、虎頭蛇尾、執行力不佳、情緒起伏大，而個案通常沒有意識到自己的狀況，直到同事、主管或親友提醒才發現。通常個案在交通上發生意外或是物質成癮的比例也比一般人高，像是衝動下過度飲酒等等。隨著各種問題累積，會導致他們有較負面的自我認知，覺得自己做什麼都不成功而放棄努力，形成惡性循環，甚至衍生為憂鬱症或焦慮症。

◆ 關於成人 ADHD 的治療

　　主要以藥物治療和認知行為治療為主，治療 ADHD 和其伴隨的憂鬱、焦慮問題。

　　台灣食品藥物管理局（TFDA）核可通過用於治療成人 ADHD 有持續型或長效型興奮劑，臨床上我們常用的是 Methylphenidate HCl（Concerta®），有分為 18mg、

27mg、36mg、54mg 劑型。初次使用大多從18mg 開始，之後醫師會評估症狀緩解程度在做劑量的調整。如若有伴隨的焦慮或憂鬱情緒，可搭配抗憂鬱劑或是鎮定劑使用，以平穩情緒。

在認知行為治療上，主要教導日常處事和社交技巧，像是抑制衝動聽他人把話講完、避免過度自我要求、分辨事務輕重緩急、建立規律的生活模式，例如，訂下短中長期的工作時間表和計畫，每完成一階段就可以多鼓勵和肯定自己。另外，也要學習覺察自己的焦慮或憤怒情緒，並讓其有適當的宣洩管道，避免累積許久造成人際間的激烈衝突。

經過問診，澤輝在聽過說明後同意同時進行藥物治療，以及每週一次的認知行為治療。一開始先服用 Concerta®18mg，澤暉表示注意力變得集中、比較不容易分心而且也越來越少忘東忘西，但仍一直焦躁不安、沒辦法久坐完成一件事。後來將 Concerta®調升劑量至36mg，並開始認知行為治療，教導澤輝擬訂計畫表與學習調節情緒。兩個月後返診，澤輝愉快地表示，他覺得生活中被家人或是同事責備的頻率減少許多，越來越能掌控生活步調，也決定再去嘗試應徵正職工作，讓家庭的經濟來源能恢復穩定。

成年人 ADHD 自填量表
(Adult ADHD Self-Report Scale, ASRS)

請回答以下的問題，評量自己在每項準則的表現頻率。
在你回答問題時，勾選最能描述你過去六個月中的感受與行為。

	從未發生	很少發生	有時	常常	非常頻繁
A 部分					
1. 當必須進行一件枯燥或困難的計劃時，你會多常粗心犯錯？	☐	☐	☐	☐	☐
2. 當正在做枯燥或重複性的工作時，你多常有持續專注的困難？	☐	☐	☐	☐	☐
3. 即使有人直接對你說話，你會多常有困難專注於別人跟你講話的內容？	☐	☐	☐	☐	☐
4. 一旦完成任何計劃中最具挑戰的部份之後，你有多常有完成計畫最後細節的困難？	☐	☐	☐	☐	☐
5. 當必須從事需要有組織規劃性的任務時，你會多常有困難井然有序地去做？	☐	☐	☐	☐	☐
6. 當有一件需要多費心思考的工作時，你會多常逃避或是延後開始去做？	☐	☐	☐	☐	☐
7. 在家裡或是在工作時，你會多常沒有把東西放對地方或是找不到東西？	☐	☐	☐	☐	☐
8. 你會多常因身旁的活動或聲音而分心？	☐	☐	☐	☐	☐

	從未發生	很少發生	有時	常常	非常頻繁
9. 你會多常有問題去記得約會或是必須要做的事？	☐	☐	☐	☐	☐

B 部分

	從未發生	很少發生	有時	常常	非常頻繁
10. 當你必須長時間坐著時，你會多常坐不安穩或扭動手腳？	☐	☐	☐	☐	☐
11. 你會多常在開會時或在其他被期待坐好的場合中離開座位？	☐	☐	☐	☐	☐
12. 你會多常覺得靜不下來或煩躁不安？	☐	☐	☐	☐	☐
13. 當有自己獨處的時間時，你會多常覺得有困難使自己平靜和放鬆？	☐	☐	☐	☐	☐
14. 你會多常像被馬達所驅動一樣，覺得自己過度地活躍，不得不做事情？	☐	☐	☐	☐	☐
15. 在社交場合中，你會多常發現自己話講得太多？	☐	☐	☐	☐	☐
16. 當與他人交談時，你會多常在別人還沒把話講完前就插嘴或接話替對方把話講完？	☐	☐	☐	☐	☐
17. 在需要輪流排隊的場合時，你會多常有困難輪流等待？	☐	☐	☐	☐	☐
18. 你會多常在別人忙碌時打斷別人？	☐	☐	☐	☐	☐

✔ 計分方式：

從未發生：0分

很少發生：1分

有　　時：2分

常　　常：3分

非常頻繁：4分

A 部分（1-9題）得分：＿＿＿＿＿＿

B 部分（10-18題）得分：＿＿＿＿＿＿

✔ 結果說明：

A 部分或 B 部分任一得分符合以下：

0-16分：不太可能有 ADHD

17-23分：很可能有 ADHD

24分以上：非常可能有 ADHD

資料來源

1.Schweitzer JB, et al. Med Clin North Am. 2001;85（3）:10-11, 757-777.

2.Barkley RA. Attention Deficit Hyperactivity Disorder: A Handbook for Diagnosis and Treatment. 2nd ed. 1998.

3.Biederman J, et al. Am J Psychiatry.1993;150:1792 -1798.

4.American Psychiatric Association: Diagnostic and Statistical Manual of Mental Disorders, Fourth Edition, Text Revision. Washington, DC, American Psychiatric Association. 2000: 85-93

我也不想這麼愛乾淨，
但控制不了我自己

—— 強迫症 ——

【案例分享】

　　凱安今年23歲，剛從南部大學畢業，順利找到一份醫療器材業務的工作，本應朝氣蓬勃的他，現在卻覺得活著的每一天都是折磨。

　　凱安的爸爸在他大學時，在南部買了一層公寓供他念書時居住，也因為是第一次擁有完全屬於自己的空間，所以十分注重房子的清潔，從一週打掃一次到每天打掃。原先還會邀請同學來家裡作客聊天，但漸漸地不讓任何人進屋；連洗澡的時間，也從十幾分鐘拉長至兩個小時。

　　凱安洗澡有一定的程序，要先洗頭、再來是臉、上半身、最後到腳，每個地方要來回搓20下，不能打亂順序；擠出來的洗髮精、洗面乳和沐浴乳一定要是正圓形，直徑三公分，如果不是就必須重新來過，而且是從洗頭再走一次流程。

　　後來，凱安變得不太願意出門，因為每次回到家，就得

把全身衣物和包包都洗過一遍，一整天下來花在清潔的時間越來越多，和同學的相處也隨之減少，甚至把許多課都翹掉，只在期中期末考出現。幸好，凱安天資聰穎，畢業後順利找到工作，但回到台北後，因為與爸媽、妹妹同住，長時間占用浴室讓他和家人之間發生了許多衝突，加上他把自己的房間視為最乾淨的地方，其他人都不能進去，連他自己「不乾淨」也不能踏入，此時，他就會去借妹妹的床睡，長期下來，妹妹對家人必須遵照哥哥的標準生活，而有了諸多怨言，和父母親吵著要哥哥搬出去。

「我也知道這樣很超過，但如果不這麼做，就會覺得自己很髒，一直處於緊張的狀態，好像快要爆炸了一樣，根本沒有辦法做別的事。我也不斷說服自己改變，不想那麼愛乾淨，但是控制不了自己的想法。因為這樣，我沒有辦法和別人正常地社交，更別說交女友了，連家人都無法理解了。」凱安在我的診間絕望地說著。

如果你身邊的親友出現了像凱安這樣的情況，他有可能是深受強迫症所擾。你可以建議他們盡快就醫，因為強迫症不會自己復原，要使用藥物才會有效，而不是放任他們一直做強迫行為。

◇ 強迫症有哪些症狀？

每個人或多或少都有一些特別注重的細節，比如說吃完飯後，碗盤要馬上清潔；看到地上有毛髮，會立刻撿起來，有些人會自我診斷為強迫症，但其實不然，最多只會是有潔癖、比較愛乾淨，或有強迫性人格特質。

然而，罹患強迫症的人會花很多的精力和時間去打掃，即使地板上已經沒有毛髮，還是無法停下重複清潔的動作，在旁人看來這些動作是無意義的，甚至還會影響到生活。

罹患強迫症的人常會陷入一種無意義的重複性想法或行為當中，並且在此花費很多時間和精力，即使自己覺得不合理，卻一直無法擺脫它。

強迫症的症狀分為兩大類：強迫思考與強迫行為。大部分的個案會同時合併兩種問題，但也有一部分人只有強迫思想或只有強迫行為的困擾。

強迫思考	是一種會一再重複的強制入侵念頭、想像或衝動，個案會無法克制地不斷反覆去想某件事情或情境，即使自己本身不願意卻無法控制。
強迫行為	是一種不斷重複的無意義行為，明知道做這些事是多餘、不合理、荒謬的，但不去執行就會無法降低強迫思考後所帶來的焦慮，為了緩解焦慮而不斷強化強迫行為。

◆ 強迫症狀常見四大核心主題

✔ 汙染

　　這是最常見的核心主題。個案常伴隨有反覆洗手和清洗的行為，有些人會避免去碰觸他認為是髒的東西，像凱安就認定他房間之外的物品都是髒的。嚴重時，甚至會關在家中不出門，以免弄髒自己。

✔ 病態性懷疑

　　各種懷疑都可能被囊括，像是沒有關緊水龍頭、沒關好門窗或瓦斯等。個案在懷疑之下會衍生出各種可怕的後果，如門窗沒有關好宵小闖入、瓦斯沒關引起火災等，所以必須反覆檢查，以便讓自己放心。

✔ 侵入性思考

　　通常是譴責性或攻擊性的重複念頭，有時是在腦海中一直出現畫面，不堪其擾。

✔ 對稱

　　對於對稱性和精準性有一定的需求，以致個案常常要花好幾倍的時間去完成一件事情。

　　個案的症狀可能只有上述其中一、二種，也可能多種並存，或經過數月或數年後轉變為其他症狀。

◇ 強迫症的人口多嗎？

強迫症的終生盛行率約為2-3%。平均發病年齡約為20歲。男性比女性發病年齡早一些約為19歲，女性約為22歲。大約有三分之二的個案是在25歲前發病的。成年後男女的罹病比率則是一樣的。有一半以上的個案強迫症狀其實是突然出現，而且是在壓力事件後，像是懷孕、親人過世等。

雖然強迫症的確切原因目前仍不明，但研究指出基因、腦部結構異常、缺乏神經傳導物質血清素都會影響到強迫症。根據研究顯示，若直系親屬有強迫症，兒女出現強迫症或強迫症特徵的比率是一般人的3-5倍。雖然難以區分是遺傳還是文化行為或教育造成的影響。但在雙胞胎實驗中，同卵雙胞胎比起異卵雙胞胎有較高的機率一起罹患強迫症，顯示基因對強迫症有其一定的影響。

◇ 強迫症該如何治療？

強迫症的治療常常是利用藥物治療搭配認知行為治療、心理治療或是電流刺激。其中，藥物治療對強迫症療效頗佳，約有70%左右的個案會因此改善，有效的藥物包含如下：

常見商品名	常見學名
百憂解（Prozac）	fluoxetine
無鬱寧（Luvox）	fluvoxamine
克憂果（Seroxat）	paroxetine
樂復得（Zoloft）	sertraline
立普能（Lexapro）	escitalopram

　　這些都是美國食品藥物管理局認證過的強迫症用藥，主要是增加腦部的血清素濃度來降低強迫症症狀。開始服藥四到六星期後效果才開始呈現，治療效果則在八到十六週可以達到最好的療效，因為要累積血清素濃度，就像調經一樣，沒辦法一下子就見效。剛開始的一週可能會有食慾不振、頭暈、頭痛、嗜睡等狀況。在開始服用藥物後務必要有耐心，避免擅自停藥。

　　在臨床經驗上，比起精神動力心理治療，認知行為治療對於強迫症的療效較佳。認知行為治療主要採取「暴露不反應法」（exposure and response prevention），讓病人處於那些會讓自己焦慮的情境中，對抗因為焦慮所做的強迫行為。像是要求反覆檢查鎖門的個案，當想要回頭檢查有無鎖好時，思考：「我不檢查會怎麼樣嗎？真的沒有關好嗎？」讓個案在一次次自我懷疑當中，去確認就算不做

這些重複性動作，也不會有什麼壞事發生。相對之下，時間的運用反而會更有效率。

行為治療中，減敏、思考中斷、洪水療法、厭惡療法也可用於輔助。認知行為治療必須下定決心練習，過程也有可能起起伏伏，要確定自己意志夠堅強能改善現狀，也要有一開始焦慮度會比較高的準備。

> **▷ 關於強迫症的行為治療**
>
> **系統減敏法（Systematic Desensitization）：**
> 由行為學家沃爾普（Joseph Wolpe）所提出。引導個案將焦慮的事物建立等級層次，然後從等級較低的開始使用心理師教導的應對策略去克服，最終讓個案可以逐步克服到最高等級的焦慮事物。
>
> **思考中斷法（Thought Stopping）：**
> 在充滿強迫意念時，當治療者對個案喊一聲「暫停」，個案即要提醒自己暫停思考，這種效力可以透過反向的動作來增強，比如說，聽到暫停時打自己一下。如此反覆練習，直到後來可以主動對自己喊暫停。
>
> **洪水療法（Flooding Therapy）：**
> 又稱作暴露療法，和系統減敏法正好相反，不同於循序漸進給予不同程度的焦慮事件，而是一口氣給予最

強烈衝擊的焦慮事件，校正個案對焦慮的錯誤認識（像是：最恐怖的情況就是這樣了），訓練其對於焦慮事件的耐受程度，等個案之後遇到較為輕微的焦慮事件時，就不會那麼焦慮了。

厭惡療法（Aversion therapy）：

也是行為治療的其中一種。將欲戒除的行為或症狀與懲罰性的刺激結合在一起，形成新的條件反射，使個案因厭惡而戒除或減少原本的行為或症狀。比如說，當強迫思考出現時，令個案用橡皮圈彈自己或是屏息產生窒迫感，以期待讓強迫思考出現的頻率下降。

至於心理治療，則是透過會談的方式，由治療者與個案共同探討其內心的世界、矛盾和癥結，幫助個案自我瞭解，進而改善其症狀。家庭治療在強迫症治療中扮演重要輔佐角色，以家庭支持性團體治療效果較佳，因為許多強迫症個案和家人容易產生衝突，這樣一來，可以提供一個管道讓彼此互相了解對方的立場，同時討論如何減少衝突以維持居家生活。當個案焦慮度降低後，症狀也會跟著減輕了。

總結來說，強迫症是一種慢性病，病程可能會起起伏伏，約有30%個案的症狀能夠透過治療完全緩解，剩下一半的個案其大部分症狀有可能緩解，但仍有殘餘症狀；另

外有20% 個案狀況一直沒有得到改善。照此看來，有70%
個案需要與之共存，建議讓自己能學習適度放鬆，並接受
藥物治療或認知行為治療，將症狀影響降到最低。

　　聽完凱安的描述，並和凱安討論治療方式之後，凱
安選擇了藥物搭配認知行為治療，且每週返診一次，漸漸
將 fluoxetine 提升到每日20mg，輔以系統減敏法，大約
八週後，凱安使用浴室的時間剩原本的三分之一，家人也
認為他有很大的進步，我們鼓勵凱安服用持續一年的藥物
治療後，若症狀穩定再逐步調降劑量至停藥。後來，凱安
慢慢恢復以往的生活，也交了女朋友，開始期待新的每一
天。

壓力山大，
讓我不停想吃東西，
吃完又內疚不已

—— 情緒性進食、暴食症 ——

【案例分享】 ....

　　安琪今年23歲，去年大學畢業後進入一家化妝品公司擔任美編。安琪經常沒有自信，覺得自己不夠漂亮、身材不夠好，才會從以前到現在都一直沒有交到男朋友。

　　大學開始，她花了許多時間在外表上，出門前化妝準備一個小時是基本。同時，她一直覺得自己不夠苗條，所以會計畫長時間的禁食，但往往超過半天後，便因為受不了而在某個刺激下瘋狂攝取熱量，暴食後卻又後悔不已，陷入自責的情緒之中。事實上，她的身材屬於標準偏向清瘦型，身體質量指數落在 19 kg/m^2（正常值為 18.5-24 kg/m^2），但無論周遭的親友怎麼勸告，安琪都覺得那不過是對方說來安慰她的話而已。

　　開始上班後，身為新鮮人的安琪承受了龐大的工作壓力，不但每天都精疲力盡，下班一回到家只想躺在沙發看電

視，心中卻又一直擔心著工作進度。想著先吃飽再來煩惱，吃了一碗餛飩麵、一盤滷味、一盤炒青菜，但依然沒有飽足感，緊接著又想吃甜的或炸的讓自己心情好一點，於是再叫了一份炸雞、大薯和蛋塔。安琪只花了 20 分鐘就吃完所有餐點，當下有一股愉快感，感覺稍微紓解了一整天的疲累，但隨即被內疚感和自責取代，不斷地在心底罵自己毫無自制力，體重又不知道要增加多少。

每當她後悔自己吃太多的時候，都會想要把吃進去的熱量消除，她常吃瀉劑或是灌腸，然後再自我設定禁食一天，但往往過了半天後，想要吃高熱量食物的念頭又再次在腦中盤旋不定，讓她無法專心工作，導致進度延宕而更焦慮。一週大約會反覆發生 2-3 次，不斷在暴食與禁食兩個極端間來回。

你有像安琪這樣情緒性進食或暴食的經驗嗎？比方說突然很想吃東西、不知不覺吃過量、停不下來、吃完後很後悔……我想，每個人都有過。

◆ 情緒性進食與暴食的症狀

在醫學上，暴食指的是一段時間內，吃下遠大於一般人的量和當下無法控制地進食。當生活中感到沮喪或是壓

力很大時，會容易想要大吃大喝一頓來紓解，最好是高油脂、高糖分，可以瞬間吃光光而且份量大到驚人，吃完後又充滿罪惡感。當多次的情緒性進食後，便可能會讓人上癮。

在生理層面上，吃進高熱量的食物能讓我們的原始欲望獲得滿足，使得大腦的獎賞路徑被活化，包括腹側被蓋區、伏隔核、前額葉皮層，而中腦的腹側被蓋區是主要釋放多巴胺的部位，大量的多巴胺釋放後，會讓我們產生愉悅感，這種回饋機制則會驅使我們進食更多的食物。

當這樣的獎賞路徑不斷被反覆刺激活化後，久而久之會有心理依賴，這種愉悅感會被記錄在大腦的記憶中樞，只要下次遇到壓力大想要渴求欣快感時，就會想盡辦法利用原來的獎賞路徑來消除壓力。

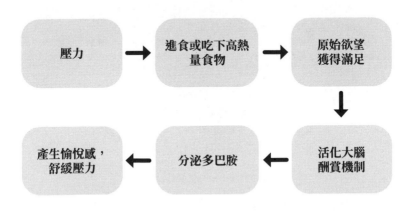

成癮行為（如暴食等）的腦部機轉

當暴食後，有些個案會因為擔心體重增加而出現代償行為（泛指避免發胖的行為），常見的像是節食、禁食，許多人更會嘗試催吐，又或者使用瀉劑或灌腸來減少食物吸收。像安琪就是使用瀉劑和禁食來避免體重增加。如果一週有一次以上的暴食合併代償行為，持續三個月以上，且自我評價深受身材體重影響，會診斷為暴食症（Bulimia Nervosa）。假若同時合併體重過低，則要考慮是否為嗜食／清除型（Anorexia Nervosa, binge-eating/purging type）厭食症[i]。

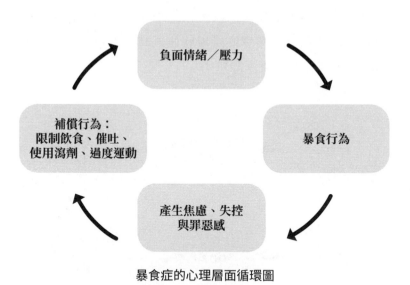

暴食症的心理層面循環圖

暴食症在年輕女性的盛行率約為1-4%，通常發生在體重正常的女性身上。根據統計，約有近20%的女大學生經歷過短暫的暴食狀況。導致暴食症的風險因素為生理、心理、社會文化三方面共同交互影響。

✔ 生理因素

　　臨床上，發現抗憂鬱劑對於暴食症有一定的療效，故推論暴食症可能和大腦神經傳導物質中的血清素、正腎上腺素相關；而在功能性大腦核磁共振研究中，顯示暴食症狀和右大腦前島葉區對於甜味相關的飢餓信號過度敏感有所連結；就遺傳上來說，若是一等親中有人罹患暴食症，得到暴食症的比率會增加，因此，基因對於疾病的形成也有一定程度的影響。

✔ 心理因素

　　暴食症個案除了缺乏超我控制和自我力量的不足，所以對於控制衝動會比較困難，包含瞬間進食大量食物和過分的代償行為。然而，在他們的心底深處，其實是缺乏自信的，除了覺得自己比別人差，包含能力、長相還有身材，也經常感到空虛和寂寞。在獨處時，食物變成了他們

---

i 註：厭食症分為節制型或嗜食／清除型。後者的症狀為重複性的暴食或清除行為，如催吐、不當使用瀉劑、利尿劑、灌腸劑等。

最好的朋友，快速大量進食能讓大腦產生的愉悅感趕走孤寂（當人遇到難以逾越的障礙，有時會放棄最初的目標，通過達到實現類似目標的辦法來尋求滿足），但他們又期待獲得他人的肯定，所以利用過度節食來控制體重，漸漸地，便在這種暴食和節食循環中掙扎受苦。

就精神分析的角度而言，在我們童年早期，會有一個過渡性客體（transitional object），像是睡前的小被被或是到哪裡都要帶著的娃娃，讓我們和這個世界產生連結，當媽媽不在的時候，可以安撫內心，處理分離焦慮、學習獨立，發展出與「媽媽以外的其他人」相處的能力。

而暴食症的個案普遍缺乏過渡性客體協助，傾向拿自己的身體當作過渡性客體，類似和媽媽分離對他們造成的困難，會引發身體對食物的矛盾狀態：進食代表與媽媽融合的願望，代償行為則是展現出無意識要和媽媽分離而獨立的願望。

✔ 社會文化因素

現代的社會審美標準，從過去半個世紀以來，把「瘦」當作圭臬。在大眾媒體渲染之下，如今，「瘦」在許多人的眼中代表著美、健康、有自制力、成功，而胖則等同於醜、失敗、自我控管差、不負責任。這也導致許多女性，尤其是進入青春期的青少女，面臨身體賀爾蒙改變、自我形象尚未完全建立，又因為在意他人看法而陷入

困惑迷惘，便會選擇順應主流文化，拚命節食減肥，想成為別人眼中成功的女性。

在某些案例中，家長所帶來的壓力也不容小覷。我有一個18歲的女大生個案，就提到從她自從初經來後，媽媽每天耳提面命她要注意食量，規定她一餐最多只能吃半碗飯，體重只要超過設定值一些，就需要斷食一餐，因為她媽媽深信要夠瘦才能找到好對象。

◆ 如何脫離這個「暴食 - 禁食」的惡性循環？

很多個案期待可以快速脫離暴食行為，常會跟我說：「醫師，妳趕快開一顆藥給我，讓我不要一直想吃東西。」前述有和大家提到，暴食症是許多因素交互作用造成的結果，沒有所謂快速有效的單一藥方可以藥到病除，而是要透過循序漸進的療程。

✔ 認知行為治療

暴食症的第一線治療是認知行為治療，屬心理治療的一種，療程為18-20次，為期約半年。在治療過程中，心理師指導個案去覺察自我，包括對於情緒和身體上，以重新塑造個案對於自我身體形象的信念和整體自我概念，修正對於食物、體重和自我價值的錯誤連結，並且委派回家作業，請個案撰寫飲食日記，把正常和不正常的進食都記

錄下來，了解暴食的促發因子，進而調整中斷暴食和節食週期。

心理治療的派別很多，針對同一種疾病哪一個派別最有效果，其實沒有定論。基本上，能和個案建立良好的治療同盟（therapeutic alliance）的方法就是有效的。比方說，有些人不喜歡被指導、被說教的感覺，他就比較適合其他像是人際互動治療、家體系統取向治療、支持性治療等等。

✔ 藥物治療

在藥物治療上，抗憂鬱劑能提高中樞神經的血清素濃度，已被證明有助於治療暴食症。有些對於單獨心理治療反應不佳的個案，對於抗憂鬱劑可能反應不錯。一般來說，所需要的抗憂鬱劑劑量和治療憂鬱症差不多，有時可以稍微高一些。

許多暴食症會合併憂鬱症，但研究顯示，抗憂鬱劑治療暴食症並非單純只是改善個案的憂鬱情緒，沒有憂鬱情緒的暴食症個案也可以藉由藥物來減緩暴食和節食的頻率。

✔ 日常改善方法

除了心理治療和藥物之外，提供以下幾個練習，來幫忙減緩暴食或情緒性進食。

- **覺察自我、正視心理問題：** 想改善現況，就要先覺察自己身陷惡性循環的原因，找到當中需要處理的部分，像是過度自卑、過去的創傷經歷等。

- **記錄飲食日誌：** 可以利用筆記本或手機，詳細記錄什麼時候進食、吃了些什麼、花了多少時間，最好能把當下的情緒也一併寫下，像是：「下午四點鐘，剛被主管叫進去辦公室罵，覺得很委屈，吃了一包洋芋片、一條牛奶巧克力和喝了一杯珍珠奶茶。」讓自己對於什麼情況下吃了什麼東西更有意識，也易於幫助自己找出暴食的原因。

- **改變食物外觀：** 可以改變食物外觀，像是一塊豬排切成小肉塊，鋪滿在飯上，會感覺份量增多；或是用較小的容器去裝，讓視覺上認為份量較大。

- **控制進食時間和順序：** 一般要經過15分鐘左右，飽食中樞才會告訴我們飽足的感覺，如果吃太快，在大腦覺得飽之前，便容易吃進過量的食物，因此吃飯時請盡量細嚼慢嚥，至少一口咀嚼10次以上，細細品嚐食物的美味，別有一番體驗。另外，關於進食順序，建議可以先透過喝湯緩解飢餓感，再來是蛋白質和菜類，最後才是澱粉。

- **尋找其他自我獎勵方式：** 情緒性進食和暴食症都常將食物當作是唯一紓壓和犒賞自己的方式。建議可以尋找其

他自我鼓勵的替代行為來讓自己轉換心情，像是爬山、聽音樂會、看電影等，雖然這類活動不見得能像喝進一杯奶昔可以快速帶來歡愉，但不會帶給你事後的懊悔與自責。

不要擔心你會深陷「暴食 - 禁食」的無限循環中，根據長期追蹤，妥善地接受治療和生活上調整，大部分的人都可以擺脫暴食的糾纏，而且有40%的人完全康復，沒有再復發。

在理解安琪的狀況後，我幫她安排了認知行為治療，安琪也很認真地配合，記錄飲食日記，認識每次暴食的促發點，也調整對於體重和自我價值的錯誤連結。另外，安琪最近愛上了滑板，每次壓力大時就到河濱去滑滑板，讓身心充分地放鬆。治療進行半年左右，安琪的暴食行為便沒有再出現了。

第四章

現代人的新興疾病，

這些健康殺手

正入侵你的生活

手機不在身邊五分鐘，
便如坐針氈

—— 手機成癮 ——

【案例分享】

　　當我準備動筆寫這篇時，看了一眼手機的螢幕使用時間，自己竟然每天花了三個小時在使用社群媒體卻渾然不覺。然而，在我平常去泡湯、上瑜伽課時，把手機放進置物櫃裡一個小時，往往會覺得全身不對勁，彷彿與世界斷了連結一樣，擔心錯過什麼重要訊息，便有一股不安感油然而生。

　　很多人應該跟我有類似的感受。又或是每次滑手機，明知道還有重要的待辦事項，卻會跟自己說再滑一下下就好，但那個「一下下」可能是半小時，到最後不僅必須趕工衝刺，影響到後續的排程，還會讓身心維持緊繃的狀態。

◆ 越來越離不開手機的現代人

你一天花多少時間在滑手機呢？一旦手機離開身邊幾分鐘，是不是就開始坐立不安，焦慮度狂飆？有時候我甚至覺得手機比毒品還要可怕，手機的使用人口快速增加，每人每日的螢幕使用時間也急速增長，在在加深了對手機的依賴程度。

個人虛擬私人網路服務提供商NordVPN，於2021年發表的報告，調查了全球16個國家的網路使用情形，台灣人平均一生上網時間長達33年9個月16天，在所有國家中排名第三，僅次於巴西和南韓；進一步換算會發現，台灣人每週花約70個小時在上網，等於生命中有40%的時間投入在網路世界裡，實在驚人！

市場戰略分析公司KEPIOS和We are social，每年都會針對全球各國數位使用情形做聯合調查分析，在最新一期的報告《Digital 2022: TAIWAN》，台灣民眾每日花8小時7分鐘在上網，主要是為了觀看影音、查找資料、打發時間、和親友聯繫、關注時事新聞等。花在影音上的時間為1小時13分鐘，多於YouTube、Netflix、愛奇藝等串流平台；甚至，台灣人平均每日使用社群平台的時間高達2小時。

◆ 成癮之下的身體狀態

請試問自己，是否曾因為使用手機而壓縮到睡眠時間，導致隔日上班整天精神不濟？明知道這樣不好，卻又忍不住這麼做？這些都是上癮的徵象。

手機成癮與其他成癮相同，有一些核心症狀，像是：心中渴望能長時間使用，即使用意志力控制卻無法順利降低頻率，反而更加焦躁；使用的時間和頻率越來越高，甚至會忽略正事，進而干擾到生活或職場表現。手機成癮造成的負面影響範圍相當大，比方說：工作效率下降、無法專心、睡眠剝奪（手機螢幕的藍光會干擾睡眠中樞、日夜週期混亂）、肌肉骨骼酸痛、視力減退、與他人實體互動減少、人際關係惡化等等。

罹患手機成癮的人，心中明明知道過度使用會對心理和生理造成傷害，但仍無法控制地繼續使用。

◆ 手機成癮造成大腦系統的變化

你也許會好奇，控制自己不要一直滑手機有這麼難嗎？又沒有人拿槍逼著你用，忍一忍就過去了，但其實這並沒有想像中簡單。

成癮，是我們的大腦神經系統已經發生了變化，而當中的主角就是神經傳導物質多巴胺，多巴胺是大腦的驅

力，驅使我們去滿足自身的欲望，就像飢餓時找食物吃一樣，它同樣也是大腦酬償中樞（Reward Center）的主要神經傳導物質。

生活中，我們時常會接受到外在刺激，比如像是美食、性、香氣等等，它們會刺激酬償中樞的中腦邊緣多巴胺路徑（Mesolimbic Dopamine Pathway），使得中腦腹側被蓋區的多巴胺神經纖維投射到伏隔核，分泌出多巴胺，我們就會因此感受到愉悅，並重複這樣的行為以自我強化。由於神經細胞也會記憶這些變化，當下次遇到同樣的情況，可以無需思考就會做出一樣的事情來活化神經迴路，達到愉悅感，這是一般的自然酬償行為。

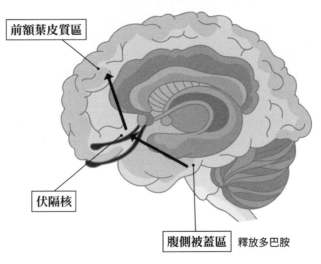

前額葉皮質區

伏隔核

腹側被蓋區 釋放多巴胺

大腦分泌多巴胺的酬賞迴路

然而，成癮物質或行為之所以會讓我們的大腦無法自拔，是因為比起一般自然的酬償行為，它會分泌高出好幾倍的多巴胺，讓原本穩定運作的神經系統發生變化。舉例來說，古柯鹼會使大腦分泌出比進食後多出2-10倍的多巴胺，長期下來，成癮物質或行為（像是使用手機）就會取代或削弱自然酬償行為。因此，除了手機以外，其他本來會帶來愉悅的行為已經無法滿足你的大腦，同時，大腦也被使用手機這項成癮行為所脅持了。

　　更可怕的是，長時間使用手機，在同樣的刺激下，會產生耐受性（tolerance），造成神經系統自我調節，降低多巴胺的分泌或降低神經細胞上面受體的數目，來減少對手機的反應。換句話說，用三個小時的手機已經得不到跟之前一樣的愉悅感，讓人需要使用更長時間的手機來獲得和以前同樣的樂趣。

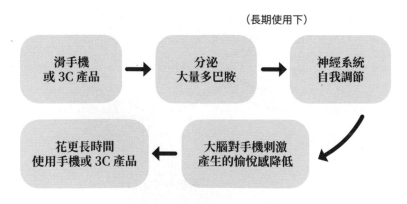

手機或 3C 產品使人上癮的原因

◈ 防止大腦被手機脅持，先從認知和行為調整

　　首先，你要有自覺過度使用手機已經對自己造成了問題。假設你的認知是「目前情況還好，保持現狀也不錯」，建議先擬出「手機使用優劣表」，分析手機帶來的好處是什麼，像是可隨時查找資料、和朋友連絡、新聞快報、分享自己生活等；壞處可能是：占用到工作時間、不容易專心、上社群媒體會不自覺與朋友比較生活誰過得好、睡眠時間變少導致白天很累、乾眼症等等。接著，根據優劣表中的項目來調整使用手機的行為。

　　當你過度使用手機，導致以下幾種情況發生時，可以從相對應的方法來進行調整。

✔ 工作效率變低

　　不妨試著在工作中將手機收到抽屜，將所有社群軟體的通知都調成靜音，將查看手機頻率改為每三小時檢查一次訊息、追蹤一下時事就好。請放心，你不會在三小時內錯過什麼不該錯過的大事。

✔ 睡眠時間過短

　　向朋友、同事宣告，晚上11點過後便不用手機，將手機關機或啟動勿擾模式，直到隔日早上再開啟，就能設定固定的睡眠時間，也不會讓手機藍光影響到入睡狀況。

✔ 習慣手機不離身

你可以設定自己只能在某些區域使用手機，比方說在餐桌上、床上便停止使用。不要時時開啟行動網路，也可以防止自己過度使用手機。

一開始要做改變時，勢必會感到難受或不自在，只要慢慢養成這些習慣，你會發現拋開手機後自由多了。你的注意力不會只停留在手機上，而是可以將時間放在其他更美好的事物上，你的世界也會因此寬廣許多。

◈ 找出替代手機的興趣

除了調整使用手機的習慣之外，還可以尋找替代的興趣來刺激我們的大腦。例如運動就是一個很不錯的方式。已經有許多醫學實驗證實，規律的運動除了增進心血管健康、預防慢性病、增強肌肉骨骼外，還可以提升大腦的專注力、工作效率與睡眠品質，刺激分泌腦內啡（Endorphin），讓我們感到愉悅，並且減輕壓力和憂鬱焦慮情緒。

手機成癮也常會伴隨其他情緒問題，像是憂鬱症、焦慮症等，此時，建議要尋求專業人員協助，處理情緒問題也有助於改善手機成癮。

雖然手機成癮尚未被世界衛生組織正式列入疾病，但是透過它也能觀察到現代社會的普遍現象，建議大家調整生活，讓大腦遠離手機控制。

網路使用習慣自我篩檢量表

這是取自衛生福利部心理健康司的篩檢量表[2]，供大家自我檢測網路使用狀況。下列是有關個人使用網路情況的描述，請評估最近六個月的實際情形是否與表格題目的描述一致，並依照自己的狀況來勾選。雖然這張簡易量表適用對象為國小三年級至大學之間（10 歲至 25 歲），但仍是可以針對自己目前的情況來評量。

	極不符合	不符合	符合	非常符合
1. 想上網而無法上網的時候，我就會感到坐立不安。	☐	☐	☐	☐
2. 我發現自己上網休閒的時間越來越長。	☐	☐	☐	☐
3. 我習慣減少睡眠時間，以便能有更多時間上網休閒。	☐	☐	☐	☐
4. 上網對我的學業已造成一些不好的影響。	☐	☐	☐	☐

✔ 計分方式：

極不符合：1分
不　符　合：2分
符　　　合：3分
非常符合：4分

總分：＿＿＿＿＿＿

✔ 結果說明：

11分以上：即可能具有高度網路沉迷傾向，建議進一步尋求專業協助，瞭解使用網路之情形與評估相關心理症狀。

事情總是要拖到最後一刻，
才去做

—— 拖延症 ——

【案例分享】--

　　筱雅是風險投資公司的分析師，每個月底都要在會議上提出專案風險評估報告，讓主管評估是否要投資此企業。筱雅總是會在月初幾天，把這個月專案的資料蒐集好，花了一周收集足夠的數據後，就會告訴自己接下來要將這些雜亂的資訊整理成一份報告，並且加入自身見解，而這段過程是需要靜下心來思考的。

　　這時，筱雅心想：「我上週這麼辛苦地蒐集資料，先休息個一兩天吧，反正資料已經備妥，應該趕得上。」可是，每當她要開始寫報告時，總是會想到還沒有回覆廠商郵件等雜事，把這些行政庶務處理完，只剩下零碎的時間，筱雅認為寫評估報告需要完整、不被打擾的時間，結果，很快地來到期限的最後一週，眼看後天中午就要開會，筱雅連續熬了兩個晚上才勉強把報告寫出來，最後表現得差強人意。

　　縱使如此，筱雅每個月都依然重複這樣的循環，還沒開

始寫報告前的心情相當矛盾，覺得自己可以應付得來，卻因為有一件事擱在那兒有點焦慮，時不時就會想起報告還沒寫，隨即又想到過往還是能壓線完成，現在先做其他心理負擔較輕的瑣事，之後便能船到橋頭自然直。

你是不是也有過和筱雅一樣的經驗呢？慣性將該做的事情拖延到最後一刻，然後被時間追著跑，才後悔當初有大把時間怎麼不先做一些，就不會像現在這樣身心俱疲。其實，我也有這樣的經驗，這個過程挺「自虐」的。我有意識到自己在逃避正事，也知道這樣的逃避只能獲得短暫的輕鬆，反而讓時間被壓縮，焦慮感更加上升，甚至需要犧牲睡眠時間來完成，但又無法控制自己不要這麼做。

◆ 摸透慣性拖延的心理

事實上，拖延症並不屬於一種疾病，它是漸進式產生的心理習慣，因此，我們能做的便是改善自己的生活狀態。在此之前，要先了解這種慣性拖延是由哪些不同心理狀態所造成的。

✔ 短暫的情緒調節

慣性拖延可能是一種情緒調節表現。因為面對要完成的任務有負面情緒，也許是感覺煩躁、焦慮，為了修復這短暫的負面情緒而不自覺地拖延，卻忽略了長遠的後果。容易受情緒影響的人，為了處理情緒起伏已經消耗大量的體力，以致於會推遲重大任務完成的時間，反而引發了焦慮或者因無法按時完成工作所造成的挫敗感與自我批評，進一步加深了負面情緒，形成惡性循環。

✔ 害怕承認失敗

拖延者可能害怕承認自己能力不足而拖延，如果努力半天又無法完成，豈不是證實了自己能力不夠？所以選擇拖延，正好給了自己一個理由：「我要等到準備好再開始。」但在拖延的過程中，其實沒有特別投入在這件事上，直到期限近了，明顯時間不充足時，又會給自己另一個理由：「我時間不夠，所以沒有把事情處理好，不是我能力不好。」對這類型的拖延者來說，利用拖延來說服自己是因為歸咎於客觀條件不好，好過於去面對自己的不足，避免自我價值感低落。

✔ 完美主義

常常在準備期停滯（可能僅僅是初步想法）而遲遲不肯執行，因為告訴自己要等待一個完美的時機和狀態，來

確保執行任務過程和結果都是完美的。這類拖延者傾向給自己設定不實際的自我期許與目標，導致拖延一再發生，而且伴隨自我要求和表現不同步而來的，是自我批判與沮喪失望。

✔ 及時享樂主義

這類的拖延者其實對「未來的自己」是不負責任的。將焦慮、急迫丟給未來的自己，「現在的自己」就能享受暫時無事一身輕的快感，責任在未來的自己身上。他們對於未來時間的感知也是有謬誤的，當下會覺得截止日離現在還很遠，所以會覺得是很久以後的自己才要承擔的。

✔ 低自尊心理影響

如果將慣性拖延的心理做更深層次的探討，會發現其和低自尊也有關。

低自尊的人無法肯定自己的能力，因此，總會假設任務的終點迎來的，是不好的結果，做事情的動能就容易被消耗，光是起步就覺得累，也造成他們在完成任務的歷程上，會一直感受到自己能力不足、自我挫敗。想要用輕鬆的方式來跳過這樣的過程，但世上沒有這麼輕鬆的事情，這樣的失望感，會讓他們能拖就拖。

隨著時間推進，壓力增加帶來的焦慮感，也會讓他們產生更多的自責和自我否定，內在動能再度被消耗，加重

拖延，最後不理想的結果回過頭來應證了自我能力不足，「你看吧，我就是一個這麼差勁、一無可取的人。」

◆ 如何克服拖延症？

如果意識到自己有慣性拖延的情況，除了釐清心理狀態，也可以透過以下方法一步步改善。

✔ 設定合理的短期目標

當任務目標太過遠大、遙不可及的時候，人們就會不自主心生畏懼，不斷想像漫漫長路上的痛苦，難以跨出第一步。但如果將任務目標拆解成各階段的短期目標，就會降低阻力；而且當你完成短期目標時，也會增添自我肯定感，讓人有動力繼續往前進。同時，也可以在完成每個階段性目標時，給自己一點小獎勵，像是可以休息一小時追一集影集；但要小心別過度放縱，從本來一集影集變成把一季都看完了。

✔ 增加對未來的現實感

指對未來時間的現實感，提醒自己不完成任務便會帶來不好的後果。建議可以拿出手機的行事曆，審視距離任務期限還剩幾天，而不是一直活在「時間還很充裕」的假想當中。

另一個現實感是完成不了的後果，在期限將至之前沒日沒夜地趕工，或者厚著臉皮去請求延期，那時你的上司臉色應該不會太好，心中對你的評價也會下滑，這應該是你所不樂見的。

✔ 避免分心的事物

在現代社會中，我想最容易讓人分心的事物莫過於網路了。當你好不容易開始做事，手機「叮」的一聲瞬間分散了你的注意力，原來是 LINE 訊息，回覆花了兩分鐘。再度準備進入工作模式時，突然又「咻」一聲，合作夥伴寄了報價單給你，於是開始回覆郵件……結果一個早上過去，原本刻意留給主要任務的時間就這樣被切得零零碎碎，進度只停留在大綱階段，完全沒有往前推進，這時心情會感到挫折，覺得目標更難達到了。

請試著暫時關閉會干擾自己的網路，留給正事一段完整的時間吧！

✔ 增加內在韌性，學會自我激勵

每次都能順利完成任務的人，必須要具備挫折管理和自我激勵的能力，不會因為過程中的打擊，陷入自我否定或是就地放棄的狀態，而是堅持下去、自我鼓勵，尋找解決辦法，繼續把任務完成。在達成目標的道路上通常是艱辛和無趣的，內在韌性不夠的人容易焦慮心慌，於是開始

轉移注意力去遠離這條道路。

因此，若能培養自己越挫越勇的心態，學會用自我鼓勵取代指責和否定，便能接納自身不足的地方，並且用耐心來補足，一步步慢慢完成目標。

慣性拖延除了增加我們的時間成本外，長期下來也會累積慢性壓力。而慢性壓力更會消耗生理和心理健康，導致像是肥胖、三高、睡眠障礙、焦慮症、憂鬱症等狀況。

此外，要提醒大家，如果是因為疾病造成的拖延，像是甲狀腺低下、憂鬱症造成的動能不足，請尋求醫療專業人員的協助處理，越拖病情可能更惡化喔！

常常懷疑若自己不夠好，
別人就不會愛我

—— 面對情緒勒索 ——

【案例故事】 ⋯⋯⋯⋯⋯⋯⋯⋯⋯⋯⋯⋯⋯⋯⋯⋯⋯⋯⋯⋯⋯⋯⋯⋯⋯⋯

　　我有位女性朋友在姊妹們開心喝假日下午茶時，突然一通電話打來，她臉色凝重地起身暫時離席。沒想到十分鐘後，卻哭喪著臉回來。

　　「不好意思，我要先走了，因為男友不太高興。」其他閨密們面面相覷，不知所措。原來男友在 15 分鐘前傳了訊息，說自己剛剛和朋友吵架而心情不好，然而她因為和朋友聊天沒有立刻讀訊息，男友便認為在她的心中姊妹比較重要，指責她不夠愛他，才會無視他的訊息和需求，要她立即去找他，否則就要結束這段關係。

　　這樣的情境不是第一次出現，只要我那位女性朋友沒有立即回應男友的需求，無論合不合理，都會被對方視為不夠愛他，除非事事遵從男友的要求，才能證明自己的愛。

⋯⋯⋯⋯⋯⋯⋯⋯⋯⋯⋯⋯⋯⋯⋯⋯⋯⋯⋯⋯⋯⋯⋯⋯⋯⋯⋯⋯⋯⋯⋯⋯⋯⋯⋯

這其實是相當常見的一種情緒勒索。這個概念是由蘇珊‧佛沃（Susan Forward）於1997年的著作《情緒勒索》（*Emotional blackmail*）中提出，指的是情緒勒索者在有意識或是無意識中利用被勒索者的恐懼感、挫敗感、內疚感，用威脅操縱的手段來迫使對方妥協，按照自己要求去做的行為模式。

　　比方說：「我就知道你不愛我，如果你愛我，你就會……」「要不是你，我也不會……」「我這麼做都是為了你好……」「你人這麼好，一定會幫我的。」儘管沒有任何傷人的字眼，卻會導致聽者認為不按照對方的意思去做就是錯的，甚至別無選擇。

◆ 情緒勒索者的四種類型

　　根據蘇珊‧佛沃提出的理論，情緒勒索者可大致分為四種類型：施暴者、自虐者、悲情者、欲擒故縱者。

✔ 施暴者

說明	利用被勒索者的恐懼，像是害怕失去自己重視的事物、被拋下，甚至是失去勒索者。勒索者會直接或間接地以暴力或負面情緒操縱被勒索者。冷眼以對、視若無睹的冷暴力也屬於其中一種。
常見說詞	「如果大學志願表你敢填哲學系，我就不認你這個兒子，一毛錢也別想從我這邊拿。」 「你如果非得要辭職創業，我們就離婚，你也別想要小孩的監護權。」

✔ 自虐者

說明	勒索者會利用被勒索者的內疚，包裝成若是沒有按照勒索者的意思做，就會導致勒索者受傷。自虐者就是讓被勒索者覺得自己應該要為所有的事情負責，被勒索者默默地把這些不合理要求當作是自己的責任，覺得是自己的虧欠，進而順從勒索者。
常見說詞	「你若提分手，我的人生就失去意義了，你以後可能再也見不到我。」 「你年紀都一大把了，若不去這次相親，我可要擔心死，茶不思飯不想的，乾脆活活餓死算了。」

✔ 悲情者

說明	利用被勒索者的罪惡感來達到目的。當勒索者無法如願時，會表現出難過、沉默，好讓被勒索者關心他們怎麼了，這時他們才娓娓道來，看似很委屈，其實是用悲情來操縱被勒索者：「你不讓步，就是自私、只顧自己、不在乎我的人。」
常見說詞	「你的事情比較重要，你先忙你的。只是那麼晚了，這邊又很偏僻，不知道計程車好不好叫，回到家可能都超過凌晨了。」 「我知道我能力不好，再怎麼努力也沒有辦法提供你一個富有的環境長大，所以你現在不聽我的話也是正常的。」

✔ 欲擒故縱者

說明	欲擒故縱者則是會先利誘被勒索者，利誘的範圍包含情感或物質上，然後再告知若不滿足自己的需求，什麼也拿不到。
常見說詞	「我的財產會給你多一點，如果你願意和現在的女朋友分手。」 「如果你能幫我走私這批貨，那我一定會更愛你。」

　　以上四種類型沒有絕對的界線，許多人可能是綜合型。有時，勒索者並沒有意識到自己正在情緒勒索他人，只是他習慣用這樣的方式來滿足自我的需求。

◆ 情緒勒索者的內在世界

情緒勒索者可能是在成長階段沒有建立足夠的安全依附關係，對挫折較為敏感，無法接受失去，也因此，內心時常充滿焦慮與不安。為了不讓自己有被拒絕或是被拋棄的感受，他們會先發制人，讓自己處於操控他人的位置，儘管如此，他們內心其實依然不安。

另外，勒索者的心理邊界ⁱ缺失，也會導致他在人際關係中無法清楚地分出你我，因而把所有正向或負面情緒、期待、責任都混雜在一起，缺少了尊重他人、他人是獨立個體的想法。也因為分不清楚你我，造成他無法接受他人的想法和自己不一致。比方說，父母若心理邊界模糊，則會打著愛的名號，揮舞著「為了你好」的旗幟，將期待或擔憂投射在孩子身上，實則是在完成自己的心願或是緩解自我焦慮。

◆ 被勒索者的心理

要達到情緒勒索，除了勒索者發動勒索外，還要有「被勒索者」這個要素才會形成。

勒索者將自己的不安、失去掌控感投射出去，要被勒索者對這些負面情緒負責，而被勒索者也同意這些負面感受是自己的責任，情緒勒索就形成了。以不健康的方式維

持恐怖平衡，雙方都害怕失去愛，卻用錯誤的形式來聯繫所謂的「愛」，然而只要稍微不謹慎，本來搖搖欲墜的關係便會傾倒，隨之而來的則是厭惡與憎恨。

被勒索者有一些特質，像是自我價值感低落，無法接受真實的自己。面對不夠完美的部分，會直覺認為是自己不夠好，才不被喜歡或被忽略。因為這樣的恐懼，導致他們亟需他人的認同，反而過度在乎他人的感受，強迫自己暫時忽視眼前的委屈，成就對方的情緒勒索。

此外，有些被勒索者則是因為害怕衝突，而用接受勒索的方式來迴避衝突和息事寧人，但其實這只是表面的平靜而已。

◆ 解套情緒勒索的方法

實際上，我也有遇過情緒勒索的情境。在當住院醫師時期，有次輪到我值急診，深夜時，一位藥物成癮的個案自行來求診，要求我立刻開給他指定的安眠藥物，由於他會過量服用門診開立的處方藥物，因此藥物提早吃完，導致那幾天都無法入眠。

---

i 註： 意指人際關係的界線。

「妳是醫生，病人睡不著就該開藥給他。我因為睡不著憂鬱到想死，妳不會良心不安嗎？做醫生要有醫德。妳不開給我，我就先死給妳看。」

當下我先穩定對方的情緒，請他好好敘述自己的困擾，同理他的處境，再和他詳細解釋藥物過量可能會帶來的壞處，以及身為一位身心科醫師，有責任和義務指導病人正確的藥物使用方式，說明為何我不能再開立他指定的藥物，因為會加重他的病情，請他考慮我們提供其他的解決辦法。

面對我堅定的立場，後來他同意選擇其中一個解決方式，停止以「醫德」和「自我傷害」來情緒勒索。

情緒勒索，重點從來就不是勒索者，而是被勒索者如何面對自己，尤其在關係裡，我們更應該拋開不被愛的恐懼，勇敢切斷不健康的連結。當你感覺被情緒勒索時，可以嘗試以下三個步驟。

✔ 暫時不對這件事做回應

被勒索時，焦慮的是對方，你不用急著做出回應，試著讓雙方穩定一下各自的情緒，並且觀察對方的反應，用時間換取空間。

你可以告訴對方：「我現在有點混亂，讓我想一想再回答你。」若是對方表現得太過強勢迫切，不妨以冷處理

的方式或暫時離開現場，別因為對方的氣勢就輕易同意對方的要求。

✔ 情緒覺察

覺察自己的感受也觀察對方的情緒。在這樣的勒索下，自己心裡是否有不愉快？對方拋出這樣的勒索，是否因為他自己無法承載內心的負面感受？釐清兩人的情緒界線，因為我們都不是任何人負面情緒的容器。

✔ 擬定因應策略

要用理性的態度去描述客觀的事實，當然如果一開始能發揮同理心，會讓對方比較願意聽你分析下去。

「我知道你很害怕被拋棄，孤獨的感覺會讓你想起童年不好的回憶，這也是我覺得你很辛苦的地方。但是我們的價值觀相差太多，在一起每天吵架，其實是在互相傷害，所以才決定要分開。這個決定不代表你不好或不值得被愛，而是彼此不適合。我很樂意當你的朋友，在有需要時協助你。然而像你現在說的，我們不復合你就要自殺，面對這樣的情況我無能為力，不過我可以幫你尋求心理專業人士來協助你。」

在這段話中，先同理對方目前感受到的情緒，害怕、孤單、回憶起童年的負面經驗，再描述客觀事實「價值觀不合與每天爭吵」，對於另一方表明自殺的傾向，不表露

慌張害怕，而是陳述自己的能力有限，但願意在力所能及的範圍內給予幫助，而不是棄他於不顧。

以上步驟，可能剛開始還不太熟稔，試著反覆幾次練習，會讓你更有自信地去執行，除了幫助自己，也能讓對方建立健康的人際溝通模式。反情緒勒索，最重要的是建立自我價值感，清楚人際界線不混淆。我們沒有責任要去滿足他人的期待，同時，也要為自己的需求和情緒負責。

當人際距離產生變化，
是否會造成身心崩壞？

—— 對抗孤寂感 ——

【案例分享】

「我這一整個月都沒有和人面對面對話，唯一講話的對象，就是螢幕另一頭的同事。每天早上起床都感到很無助，不僅出不了門，還日復一日煮著同樣的餐點，到後來都不知道要煮什麼，唯一的休閒娛樂就是看影集。化妝品不知道有多久沒有打開了，再不出門和人互動，我覺得整個人快乾枯，太孤單，一點動力都沒有，有時還會突然吸不到空氣、胸悶，又不知道這樣的生活要持續到什麼時候。」

在美國 Google 總部上班的雅雯跨洋向我求助，她一個人住在舊金山，家人都居住於台灣，疫情前她有豐富的社交生活，週末也會和朋友從事戶外運動，就算家人不在身邊也不覺得孤單，但疫情突然來襲，鉅變的生活型態，讓她幾乎被強烈的孤寂感淹沒。

新冠肺炎大幅改變21世紀人們的生活型態，開始了遠距工作、保持社交安全距離、零接觸等等。在疫情巔峰時期，一個月內面對面講到話的人，除了家人之外，可能五根手指數得出來。若是被匡列或是隔離，連家人都見不得。人與人之間的距離變遠，對於心理健康也會造成一定的影響。

◆ 年輕人是感受到孤獨的高風險族群

其實在新冠肺炎前，逐年上升的孤寂感就已經引起許多學者的注意。根據財團法人精神健康基金會於2020年的「孤寂大調查」發現，有44.2%國人經常感到孤獨，對比2014年驟增12%；其中以30歲以下孤寂感最重，超過60%青少年正深陷孤寂中。無獨有偶，2018年英國廣播公司主持的孤獨實驗（British Broadcasting Corporation Loneliness Experiment），這項調查共有5.5萬人參與，有最強烈孤獨感的是16-24歲這一區間，40%的人經常感到孤獨，對比75歲以上的族群，只有27%的人覺得經常感受到寂寞。

16-24歲的青少年，正好是離開原生家庭的時期，面對生活環境轉變，離開舒適圈，要在新的環境裡建立起自己的生活圈，此時，正是需要自我認同的時候，若是沒有順利地轉換，很容易產生無法融入新生活圈、被排除在外、

否定自我的感覺，寂寞和其他負面情緒也就隨之而生。

而新冠肺炎疫情又造就了生活環境的巨大轉變，無論是工作或是休閒界線都要重新定義。這樣的社交孤立狀態，就像年輕人要在新的環境裡，再次構築新的生活模式，寂寞感便會直線上升。

另外，別忽略染疫標籤化的壓力，試想你在疫情肆虐時看到新聞報導有人確診，第一個反應往往是關心他哪一天被感染、染疫足跡為何等等。當染疫標籤化，會更增加焦慮和憂鬱，以及深沉的孤獨感。

◊ 沒有人是一座孤島，卻是各自獨立的個體

孤寂感其實是人類一生中必定會遇到的狀態，我們是孑然一身來到這世界，在家庭的撫養下漸漸和這世界產生連結，但也可能會面臨連結的斷裂，比如說爭吵、搬家、嚴重意外事故等讓你與他人分離，造成了歐文‧亞隆（Irvin D. Yalom）說的「人際孤獨」。

而當我們面對人生中的挑戰難題，還是要一個人獨自去思考與面對。即使你和伴侶形影不離或是父母多麼愛護你，他們也不可能和你一起去參加大學聯考、去面試、去完成工作，你和其他人是兩個無法融合的個體，這是一開始就設定好的「存在孤獨」。

▶ 社交孤立對身心健康的危害

社交孤立也會連結到對未來的不確定感，以及缺乏與他人互動的無聊生活將使焦慮程度更加提高，除孤獨感外，憂鬱、焦慮、自律神經失調比率也都隨之上升。

美國疾病管制與預防中心調查新冠疫情對於心理健康影響，在5,470名受訪者中，有40.9%受訪者有不良的心理健康狀況，包括焦慮或憂鬱症狀（占30.9%），甚至有10.7%的受訪者曾經有自殺意念[3]。根據一篇近期發表的研究，針對2,314位新冠疫情急性期後的個案做調查，發現無論是輕症或重症，後續都有相當高的比例出現自律神經失調[4]。

在歐洲也有類似的發現。2021年底，英國倫敦大學在《英國老化縱向研究》中以5,146名年長者進行分析，比較疫情前後，受試者的憂鬱症狀從12.5%上升到28.5%，孤獨感增加，生活品質也更惡化。

孤寂感註定會存在於我們的一生當中，這是無法避免的，但往往我們不願去面對它，而是以刻意融入到人群中、把行程填滿的方式，營造自己不是一個人的狀態，因為獨處似乎就代表著自己不夠好、沒有朋友、被遺忘、不

被愛⋯⋯無限衍生出更多的自我否定。

然而，不能和自己獨處的結果，就是要一直依靠他人來生存下去，像是迎合他人的喜好或時間等等。我們可能都經歷過為了讓自己不感到孤獨，拚命討好班上人數最多的群體，而做出一些自己不喜歡的事情，只為了得到團體的認同；深怕表達內心的想法就被排除在外，但和他們相處時卻又不那麼自在放鬆，甚至會感覺到孤單與空虛，導致自我認同感不斷被侵蝕。

面對孤獨，在某個層面上是了解自己，直視內心的脆弱與煩惱，去調整心態或是實質上改變你的行為，而隨著狀況改善，自我認同感便會提升，而不再需要透過他人的認同來主宰自己的人生。

獨處的好處

○ 創造力提升。

○ 有時間修復身心和自我覺察。

○ 可以專注做自己喜歡做的事情，而不用迎合他人。

○ 真正自我做主。

◆ 面對孤獨時的自我鍛鍊

　　該如何消除孤寂感？除了體認到它是生命中的必然、適當的獨處有助於個人成長之外，還可以分析孤寂感來自於何處，是因為原生家庭、伴侶關係、個性等造成的嗎？當知道來源為何，再尋找適當的方式去調整，並且要明白，孤獨是浮動的，同一種孤獨不會持續太久，但也可能會再次陷入孤獨感之中。

　　當孤寂感突然來襲，感覺自己即將落入深淵時，試著起身動一動吧！每天都有需要完成的事情，把心思投注於其中，當你專心在做一件事時，是很難分心想到自己是否寂寞的。此外，培養自己的興趣也很重要，無論位於人生哪一個階段，你都需要一個除了工作之外的嗜好，像是烘培、閱讀、看劇、運動等等，疫情隔離期間，最好也要準備一個可以在室內完成的活動，以撫平心煩氣躁的情緒。

　　幸運的是，我們身處在一個科技發達的時代，能透過各種通訊方式和親友聯繫，即使生理上是孤立的，但心靈依然是相連的。明白有人關心自己、關注自己所愛的人，能有效抑制孤寂感。不妨運用獨處的期間，好好和自身相處、理解自己，同時也不要忘記關懷自己在乎的人。

　　後來，我和文章開頭提到的雅雯在三個月內線上會談了三次。我和她說，這種暫時性的寂寞在生命旅途中來來去去，現在是因為疫情，也許未來當她換工作、分手、親

人過世時也都可能經歷，我們可以把它視為一段有助於自我覺察、促進成長的時光，以儲備更多的自信，去擁抱下一階段的人生。

　　每次會談，她都會和我分享這一個月培養的新興趣，或是更了解自己對於人生的追求。在最後一次的會談中，她和我說：「我現在已經不能沒有自己獨處的時間了，它讓我思考、成長，找到自我的歸屬感，而不是之前那樣惶恐不安，感到空虛寂寞了。」

第二部

透過治療或自我調適，找回身心的平衡

從根本解決病灶，
　　一切都會有好轉的那天

第五章

開始服藥就要吃一輩子？

身心科醫生

給你的用藥提醒

其實，身心科沒有那麼可怕

—— 選擇適合你的治療方法 ——

　　朋友常常問我，身心疾病可以醫治嗎？心生病了，持續性的感受到悲傷、憤怒、無助，要怎麼改變這種「感受」，是否能像抗生素消滅細菌一樣，該如何把負面感受消滅掉？

◆ 治療前的評估面向

　　事實上，身心疾病是可以被治療的，與其他生理疾病不同的是，身心疾病需要合併多種治療方式，包含藥物與非藥物治療多管齊下，身心科醫師會評估你目前的生理、心理、社會模式（biopsychosocial model），再擬定治療方針。

✔ 生理層面

　　泛指我們的身體，包含基因遺傳、細胞功能、器官結構等等，身心疾病和大腦功能息息相關，腦部神經傳導迴

路出現異常或是神經細胞功能低下，利用藥物去化學介入大腦，以改善症狀。

✔ 心理層面

這就是屬於個人內在因素，可分為「認知、情緒、行為」三個面向。

認知	指對自我的認同感、安全感、樂觀或悲觀思考模式、認知謬誤等。
情緒	這部分包羅萬象，像是憂鬱、焦慮、憤怒、不甘、怨恨等。
行為	部分行為是依照我們認知情緒運作下的結果，而有些行為是不用通過意識，直接被潛意識影響。

心理面向可以透過專業的心理治療，幫助個案了解深層的自我、釐清脈絡、鬆動認知謬誤、進行情緒支持和舒緩。心理治療有不同的流派，可以根據各自的治療目的做選擇，像是支持性心理治療、人際關係取向心理治療、認知行為治療、焦點解決短期治療、神經心理治療、精神動力取向心理治療等；也有不只一人的治療模式，例如伴侶婚姻諮商、家族治療、團體心理治療，以處理關係間的問題。

✔ 社會層面

是指整個社會環境，包含有形的政策規範制度到無形的社會集體價值觀念。人是無法脫離群體生活的，我們都身處在社會之中，而你我都是組成社會的一個因子，和社會其他因子彼此互動連結，當然也包含了家人、伴侶、同儕、同事等，小由調節個人環境（例如調換工作），大至社會價值觀宣導（例如精神疾病去汙名化），都是屬於社會面向的範疇。

◆ 面對治療時的心態調整

近年社會型態的改變，快速變動的網路時代，加上對精神層面品質的需求增高，來身心科尋求協助的個案有逐年增加趨勢，也大多能接受經由醫師評估後開立的治療組合，例如像是藥物治療合併心理治療等。

除了多元化的治療方式，治療身心疾病和治療生理疾病還有一個很大的不同，便是「治療時間」。身心疾病的治療過程要有耐心，急性期[i]的療程大約需要花費兩個月左右，而後續鞏固和維持期則視不同病情狀況而定，像是憂鬱症、焦慮症、強迫症、恐慌症等，都需要維持期的治療。若是太急於一時，期待像治療感冒一樣三天就能痊癒，且不再持續返診追蹤，就會覺得治療無效，甚至副作用大過治療作用，而不斷更換醫師或是治療方式，使得自

已更加挫折無望。

　　我也很常在門診遇到急性期療程結束後就自行停止療程，約過一到兩個月症狀又再度復發而返診的個案，這說明了鞏固期和維持期的重要性，因為臨床上發現治療沒有完全而反覆發作的個案，病況會越來越嚴重，最後需要花更多的心力去治療。

　　在此也要特別提醒，有些身心疾病在確立診斷前，要排除是否為生理疾病造成的症狀，以免延誤生理疾病的治療。像是腦部有腫瘤或癲癇會造成情緒不穩定、易怒甚至出現幻聽和妄想。甲狀腺功能異常也會影響情緒調節和動能，有的個案會把心律不整造成的心悸歸因於自律神經失調等等，所以必要的身體檢查還是不能少的。

---

i 註：指的是症狀明顯，嚴重影響到日常生活功能，比如說工作品質、出席率、社交關係。

產生副作用怎麼辦？

—— 關於身心科藥物的正確知識 ——

聽到身心科藥物，大多數人的反應是：「是不是要一輩子吃藥？」「藥物會上癮，會越吃越多，千萬不能吃。」「藥物會影響記憶力，造成反應變慢和失智。」「吃藥會變胖，還有很多其他副作用。」「吃藥就好像承認我精神生病了，而且病得不輕。」一般人對身心科藥物的誤解，和社會對身心科疾病的刻板印象一樣，讓許多需要協助的朋友，遲遲沒有得到應接受的治療，反而讓病程延長、病情加重。

為破除上述的誤解，首先要讓大家了解身心科藥物有哪些，它們是如何對大腦產生作用，並且幫助我們。

根據藥物的治療標的，主要可分為以下五大類，而抗憂鬱劑和抗焦慮劑則是最常使用的藥物。

1. 抗憂鬱劑

2. 抗焦慮劑（鎮靜安眠藥）

3. 情緒穩定劑

4. 抗精神病劑

5. 中樞神經系統興奮劑

　　前一篇文章有提到，身心科醫師會根據生理、心理、社會模式去擬定治療方針，而生理層面就是利用生理學、神經科學、精神藥理學、遺傳學等來探討個案的症狀，再利用相對應的藥物去治療。因此，藥物治療只是其中一個面向，並不是只吃藥就會康復，同時還要搭配其他的非藥物治療（包含心理和社會層面）。

　　然而，對於某些個案來說，藥物治療是必須的。一旦開始藥物治療，足夠的用藥時間和不自行斷藥就成了治療成功與否的關鍵。

◆ 抗憂鬱劑

　　抗憂鬱劑是許多身心疾病的治本藥物，例如憂鬱症、焦慮症、自律神經失調、強迫症、恐慌症、畏懼症、暴食症等。服用抗憂鬱劑的療程必須有耐心，需要一段時間的累積，才能調節大腦內的神經傳導物質，達到治療效果。

一般而言，2-3週會逐漸出現療效；慢一點的話，則需要4-6週。

許多人在剛開始的第一週，覺得沒有改善或是無法忍受副作用而放棄服藥，此時，可以先返診與醫師討論，千萬別因此對藥物失去信心。療程長短視不同疾病而定，以憂鬱症來說，急性期治療約6-12週，理想上在穩定之後再持續治療6個月的鞏固期和1年的維持期，如果中途自覺症狀改善而貿然停藥，容易造成疾病復發，而再經歷一次疾病的折磨，甚至需要更高的劑量才能改善。

這類藥物不會有成癮依賴問題，只要依照醫師的指示以一定的速率減藥，就可以順利完成一個療程。

現行的抗憂鬱劑分為五大類：

✔ 選擇性血清素再回收抑制劑
(Selective Serotonin Reuptake Inhibitor, SSRI)

這類藥物是目前門診最常使用的抗憂鬱劑，選擇性地抑制大腦快樂賀爾蒙——血清素的再回收，累積大腦中血清素濃度。目前醫學證據顯示，憂鬱、焦慮、恐慌、強迫都和大腦血清素不足相關，提升大腦血清素濃度有助於緩解症狀。

常見藥物學名	fluoxetine、escitalopram、citalopram、sertraline、paroxetine、fluvoxamine。

常見藥物 商品名 [ii]	百憂解、伏憂寧、信樂、立普能、離憂、抑鬱錠、易思坦、舒憂、景普朗、替你憂、樂復得、憂解、憂必晴、克憂寧、克憂果、百樂行、健復、無鬱寧。
可能副作用	噁心、頭暈、頭痛、便秘、性慾減低、鎮靜、多夢等。

✔ 血清素 - 正腎上腺素再回收抑制劑
(Serotonin Norepinephrine Reuptake Inhibitor, SNRI)

這類藥物作用機轉接近上述的 SSRI，還多了作用在正腎上腺素受體，增加大腦中的正腎上腺素，適合缺乏動力的個案。

常見藥物 學名	duloxetine、venlafaxine。
常見藥物 商品名	千憂解、萬憂停、速悅、悅康、康緒平。
可能副作用	和 SSRI 類藥物類似，噁心、頭暈、頭痛、便秘、性慾減低等，另因為作用在正腎上腺素受體，可能會造成失眠情形，有高血壓病史的個案則要小心導致高血壓，使用時要注意監測血壓變化。

---

ii 註：藥品名稱有學名與商品名，學名通常只有一個，全世界通用；商品名是各廠商所取的名字，不同廠牌可有不同的名字，所以相同成份的藥品可能有很多種商品名。

✔ 正腎上腺素 - 多巴胺再回收抑制劑
(Norepinephrine Dopamine Reuptake Inhibitors, NDRI)

抑制多巴胺、正腎上腺素和血清素在突觸前神經元的再回收作用，增加這些激素在大腦中的濃度。特別適用於缺乏動力、注意力不集中、菸癮個案。

常見藥物學名	bupropion。
常見藥物商品名	威克倦、必博寧、慮舒妥、倍得舒。
可能副作用	相較下此類藥物副作用較少，但仍有些個案會出現失眠、口乾、心悸等症狀。不太影響性功能。

✔ 正腎上腺素和專一性血清素抗憂鬱劑
(Noradrenergic and specific serotonergic antidepressant, NaSSA)

用來阻斷 α2-adrenergic、5-HT2、5-HT3受體，增加正腎上腺素和血清素神經傳導作用，有抗憂鬱的效果。其副作用有嗜睡和增進食慾，適合失眠或是食慾嚴重低下的個案。

常見藥物學名	mirtazapine。
常見藥物商品名	樂活憂、舒美寧、美妥平、緩憂、莫憂平。
可能副作用	食慾增加、嗜睡、水腫等。

✔ 三環抗憂鬱劑（Tricyclic Antidepressant, TCA）

可抑制多巴胺、正腎上腺素和血清素的再回收作用，但較沒有專一性，作用於全身許多神經突觸接受器，而產生強的抗膽鹼作用、腎上腺接受體拮抗作用及抗組織胺作用，故容易產生較多的副作用，目前使用率最低。

常見藥物學名	doxepin、imipramine。
常見藥物商品名	杜使平、悅得靜、妥富腦、福樂你。
可能副作用	口乾舌躁、排尿困難、便秘、青光眼惡化、姿勢性低血壓等。

上述藥物中，不是每項副作用都會出現，也不是每個人都會出現副作用，許多人看了藥單上的副作用後不敢服用，因而錯失了治療先機。

其實，醫師一開始會以低劑量下藥，等個案適應之後再慢慢調升到治療劑量。臨床經驗上大多是在7-10天後副作用會漸漸緩解。若真的無法忍受副作用，可以提早返診和醫師討論藥物替換。一般服用抗憂鬱劑後，情緒會較平穩，反芻的負面思考也會降低，但若是出現情緒過於亢奮、愉悅、睡眠需求減少、過度消費等躁症症狀，並非正常現象，要盡快調整藥物，因為可能診斷要改為躁鬱症，治療也不盡相同。

◈ 抗焦慮劑（鎮靜安眠藥）

在診間常常聽到個案詢問：「醫師，這是鎮定劑還是安眠藥？我應該吃鎮靜劑就夠了吧？」這時，我都會細心解釋，鎮靜劑和安眠藥其實是同義詞，有人也會稱之為抗焦慮劑，主要是來自於這家族的藥物有多種藥理作用，才會有不同的稱呼。

這個家族統稱苯二氮平類（Benzodiazepines），作用於中樞神經系統 GABA-A 受體，增加神經細胞膜氯離子的通透性，讓更多氯離子流入細胞內，造成超極化[iii]而抑制突觸後電位，減少神經元放電，達到神經抑制的作用。

---

iii 註：超極化（hyperpolarization）也叫過極化。指神經細胞的一種狀態。細胞膜電位降至靜止時細胞膜電位之下，使細胞處於暫時抑制狀態。

常見苯二氮平類

學名	常見 商品名	起始作用 時間(分) * 口服劑型	半衰期 (小時)	作用類型
短效				
midazolam	導美睡 Dormicum®	20	1.5-2.5	安眠為主
triazolam	酣樂欣 Halcion®	15-30	2-3	安眠為主
brotizolam	戀多眠 Lendormin®	15±8.5	3-8	安眠為主
中效				
oxazepam	安立平 Alpean®	30-60	6-9	抗焦慮為主、酒精戒斷症候群亦適合
bromazepam	立舒定 Lexotan®	30-60	12-20	抗焦慮為主
alprazolam	贊安諾 Xanax®	30	12-15	抗焦慮為主
lorazepam	安定文 Ativan®	30	10-18	抗焦慮、抗癲癇、安眠、酒精戒斷亦適合
estazolam	悠樂丁 Eurodin®	30-90	8-24	安眠為主

學名	常見商品名	起始作用時間(分) * 口服劑型	半衰期(小時)	作用類型
長效				
fludiazepam	癒利舒盼 Erispan-S®	30-60	10-30	抗焦慮、 安眠、 肌肉痙攣
flunitrazepam	美得眠 Modipanol®	20-60	16-35	安眠 俗稱 FM2
diazepam	煩靜 Diazepam®	15-60	20-100	抗焦慮、 安眠、 肌肉痙攣
flurazepam	當眠多 Dalmadorm®	30-60	50-98	安眠
clonazepam	利福全 Rivotril®	20-60	18-50	抗癲癇、 安眠、 肌肉鬆弛
nitrazepam	眠確當 Mogadon®	30-60	16-38	安眠
nordazepam	康眠定 Calmday®	45-120	65	抗焦慮、 安眠、 肌肉痙攣

　　苯二氮平類家族主要有四種作用：抗焦慮、安眠、肌肉鬆弛、抗痙攣。家族各成員中彼此有些微的差異性，有

些有較多的抗焦慮效果，但安眠作用較少；有些則是明顯有肌肉鬆弛的作用；又依藥物的半衰期[iv]可以分為短效、中效、長效。醫師會根據不同的情況去使用藥物，例如：入睡困難型就適合使用短效，早醒以致睡眠時間不足則適合使用長效，要抒解恐慌症狀的話就會使用抗焦慮比例高一點、安眠效果低一點的類別。

常見 Z-drug

學名	常見商品名	起始作用時間(分)	半衰期(小時)
zolpidem	使蒂諾斯 Stilnox®	<30	1.4-4.5
zopiclone	宜眠安 Imovane®	<30	3.5-6.5
zaleplon	入眠順 Onsleep®	5-15	1

另外，還有一類藥物不同於苯二氮平類，一樣可以幫助入睡，這類藥物為 Z-drug。相較於苯二氮平類，Z-drug 對 GABA-A $\alpha 1$ 受體結合的特異性，使它沒有

---

iv 註：半衰期指的是藥物在體內吸收之後，分布到血液中，達到最高血中濃度，經代謝排除之後，血中濃度下降到原本一半所需的時間。簡言之，藥物半衰期越高，人體代謝所需的時間越多。

抗焦慮、肌肉鬆弛、抗痙攣效果，主要用來助眠。使用 Z-drug 要留意是否有服用後睡前短暫失憶或夢遊情形，如果出現的話，請立即和醫生討論是否要停用。

◈ 情緒穩定劑

　　情緒穩定劑（mood stabilizers）主要應用在雙相情緒障礙症（躁鬱症），治療及預防躁期或鬱期。躁鬱症的鬱期和單純憂鬱症的治療用藥不太一樣，躁鬱症的鬱期第一線藥物為情緒穩定劑或是非典型抗精神病藥物，而不是像單純憂鬱症的治療，將抗憂鬱劑當作第一線治療藥物，原因是抗憂鬱劑會使躁鬱症的躁症增加復發風險。

目前常使用的情緒穩定劑

學名	常見商品名	半衰期(小時) * 口服劑型
lithium carbonate（鋰鹽）	鋰齊寧、立定、鋰康	18-36
sodium valproate	帝拔癲、治癲、癲必停	8-20
carbamazepine	癲通、卡馬平	16-24
lamotrigine	樂命達、樂默妥寧、樂平癲、癲癲樂美	24-35

其中，鋰鹽和valproate是較常用的兩種情緒穩定劑。

鋰鹽用來治療躁鬱症已超過半個世紀，它是透過保護大腦腦區神經元（前扣帶迴、內側前額葉、顳葉顳上迴、海馬迴、左側杏仁核）、抑制興奮神經傳導物質多巴胺與麩胺酸（glutamate），和增加抑制神經傳導物質GABA、抑制細胞內蛋白（PKC, MARCKS, GSK-3, IPPase, IMPase）這些作用機轉來治療躁鬱症並降低自殺意念。

使用鋰鹽要監測血中濃度，急性期控制在0.8-1.2mmol/L，穩定期要在0.6-1.0 mmol/L；太低沒有療效，太高則會中毒，輕則會造成講話不清楚、手抖、水瀉、嗜睡，重則血壓不穩、心律不整、腦損傷，甚至危及生命，所以在起始用藥前兩週，需要每週測量一次濃度，接著每四週追蹤一次，待穩定後每三個月追蹤一次即可。

Valproate則是作用在中樞神經系統，治療躁鬱症的機轉可能與增加大腦中GABA分泌有關，主要是使用於癲癇個案。在接受Valproate治療前六個月應規律檢測肝功能，若肝功能高於正常值2-3倍便需要停用。副作用有噁心、胃痛、掉頭髮、輕微姿勢性顫抖，通常在治療初期出現，之後會漸漸減輕。體重增加也是常見的副作用之一。

Carbamazepine和Lamotrigine可能會發生罕見但嚴重的皮膚過敏反應，如史蒂文生氏強生症候群/毒性表皮溶解症（Steven-Johnson Syndrome/Toxic Epidermal

Necrolysis SJS/TEN），故應用較少，使用此類藥物治療時要特別注意皮膚是否發生變化。

◆ 抗精神病劑

抗精神病劑（antipsychotics）主要用於思覺失調症、躁鬱症躁期、失智症躁動或破壞性行為、自閉症之躁動，分為第一代與第二代抗精神劑，1990年代後上市者則屬於第二代抗精神劑，又稱為非典型抗精神病劑。

第一代抗精神病劑代表藥物

學名	常見商品名	半衰期(小時) * 口服劑型
haloperidol	好度、安樂平、易寧優	14-37
chlorpromazine	穩舒眠、莫煩	10-40
flupentixol	福祿安、盼寧舒、安平靜	35
clotiapine	意妥明	3-11
trifluoperazine	富祿靜、福樂靜、福樂生	10-20

第一代抗精神病劑為第二型多巴胺拮抗劑（D2 antagonist），阻斷多巴胺以達到效果，但有較多的副作用，像是錐體外徑症候群（靜坐不能、顫抖、僵直、動作遲緩、小碎步、肌肉不受控蠕動）。電視劇裡，常描述到

吃了身心科藥物會身體不平衡、歪頭、流口水，即是對這類藥物發生嚴重副作用的描述。

除此之外，此類藥物也會影響到下視丘，造成性慾降低、促進食慾、泌乳或男性女乳症、經期不規律等。藥物的抗膽鹼作用則會造成口乾、視力模糊、便秘、小便困難等情況。

而第二代抗精神病劑的治療效果主要來自血清素及多巴胺受體之拮抗作用，又依不同藥理機轉分類如下：

神經多重受體作用劑類

學名	常見商品名	半衰期(小時) * 口服劑型
clozapine	可致律、來特平	4-12
olanzapine	金普薩、津普速、奧氮平	21-54
quetiapine	思樂康、優達平、易達平	6-7
risperidone	理思必妥、瑞波、思特寧	20
ziprasidone	哲思	7-10
zotepine	佐得寧、柔靈平	14

選擇性多巴胺第二和第三型受體拮抗劑

學名	常見商品名	半衰期(小時) * 口服劑型
amisulpride	首利安	12

部分性多巴胺受體促進劑及血清素5-HT1A 受體促進劑與5-HT2A 受體拮抗劑

學名	常見商品名	半衰期(小時) * 口服劑型
aripiprazole	安立復	75

　　比起第一代抗精神病劑，在錐體外徑症候群的比例較低、藥理機轉更複雜，應用範圍也較廣，有部分藥物還取得躁鬱症鬱期、重度憂鬱症輔助治療、妥瑞氏症的適應症。但仍會有影響食慾、體重、血糖和血脂代謝的副作用，在治療期間要注意代謝症候群、糖尿病、高血脂或其他心血管風險的產生。

◆ 中樞神經系統興奮劑

　　身心科使用的中樞神經系統興奮劑多是指應用在注意力不足過動症的藥物。

常見藥物 學名	methylphenidate。
常見藥物 商品名	利他能、利長能、專思達。
可能副作用	最常見為食慾不佳（20%）、其他還有胃痛、頭痛、頭暈、心悸、失眠等。

　　Methylphenidate 就是俗稱的聰明藥，為三級管制藥品，作用機轉為阻斷正腎上腺素及多巴胺再吸收到突觸前神經細胞，增加正腎上腺素和多巴胺釋放以誘發神經興奮作用，藉此調控神經認知功能，減少過動和衝動的症狀、改善注意力，提高其專注學習能力，增進社交相處之互動能力和學業表現。

　　Methylphenidate 根據作用時間長短可以分為利他能（Ritalin®）、利長能（Ritalin LA®）、專思達（Concerta®）。利他能約10-15分鐘開始產生藥效，藥效約3-4小時，若要涵蓋學習時間，一天需服藥2-3次，藥物順從性可能需要學校老師配合協助，但也會有孩子被其他同學看到服藥而造成後續的問題；利長能含短效與長效藥物顆粒，會先釋出短效，再釋出長效部分，藥效約8-12小時。專思達則為緩釋劑型，要達到臨床治療效果的血中濃度時間較長，1.5小時後才會產生藥效，藥效作用時間約12小時，一天僅需服用一次，但缺點是開始作用時間太久，藥物發揮作用時

可能剛好是孩童午餐時間，其食慾低下和失眠的副作用會影響午餐及午休。

對於孩童或初期治療，可選擇利他能，容易調整劑量和較不影響午餐攝取營養；對於青少年治療，可以考慮以利長能或專思達等較長效劑型，便利性和穩定性較高。

▶ 關於注意力不足過動症的藥物治療

注意力不足過動症還有另一種非中樞神經興奮劑治療藥物：atomoxetine（Strattera®思銳），屬於非管制藥物，是選擇性的強效正腎上腺素再吸收抑制劑，阻斷突觸前正腎上腺素再回收傳輸體，降低對多巴胺及血清素等神經傳導物質轉運蛋白或受體的親和力，增加突觸間隙正腎上腺素濃度，誘發神經興奮。

注意力不足過動症的治療，藥物治療合併行為治療是最有效的。在藥物選擇上，要和醫師詳細討論適合個案目前生活作息的藥物以及副作用可否忍受，若有明顯副作用，請盡早返診進行調整。

鎮靜安眠藥物會成癮嗎？

—— 你所不知道的用藥迷思 Q&A ——

Q 鎮靜安眠藥很恐怖，
一吃就上癮？

A 只要遵照醫囑使用，耐心讓藥物發揮時間，不自己隨意增加劑量，鎮靜安眠藥並沒有那麼容易上癮，而且會是一個好幫手，可以協助你恢復精神。最怕的是急於想要有效果，吃了醫囑的份量後等不到15分鐘，覺得無效，又多服用一份劑量；或是在不正確的服藥時間吃藥，就容易出現耐受性[v]，越吃越重，甚至藥物成癮[vi]。

在藥物治療的同時，也要記得調整好生活與睡眠習慣。比方說，不過度攝取咖啡因、不過量

飲酒、規律運動、不要在睡前使用藍光產品等。藥物和非藥物相輔相成，如果單純只仰賴藥物，而依舊維持不良的生活習慣，除了生理依賴外，也容易造成心理依賴，覺得只要沒有服藥，就會感到緊張或睡不著。

 既然有成癮的可能性，症狀好了是否要馬上停藥？

請小心，不要因為害怕藥物成癮就驟然停藥，這麼做可能會導致明顯的戒斷作用，像是失眠、頭痛、焦慮、躁動、顫抖、無法專心、心悸等等。保持耐心，遵從醫囑調降藥物，標準的減藥流程為第一個月每兩週減25% 劑量，維持50% 初始劑量一至兩個月，在最後一個月時，每兩週減25% 劑量，直到將藥物完全停用。

Q 鎮靜安眠藥治標不治本？

A 是的。不管是苯二氮平類或是 Z-drug，鎮靜安眠藥物扮演的主要角色是快速緩解焦慮，或是因焦慮引起的胸悶心悸等身體不適與失眠症狀，常和治療疾病根本的抗憂鬱劑一起開立，在抗憂鬱劑發揮效用前，可以先幫忙緩解不適、解除症狀。但建議短期使用，待抗憂鬱劑效果出來後，再慢慢地將鎮靜安眠類藥物調降，若長期使用有可能會產生依賴性和耐受性。

---

v　註：耐受性，指身體對同樣劑量的藥物反應逐漸下降，需要增加藥物劑量，才能得到和初始劑量相同的效果。

vi　註：藥物成癮，指對藥物有心理和生理依賴，不服用會擔心睡不著，身體也會出現不適症狀，使得需要長期服用，不用不行，而且使用劑量漸漸增加。

Q 我的藥物從 Lendormin®
0.25mg 變成 Stilnox®
10mg，是不是代表我變嚴
重，需要40倍強度的藥物？

A 常常有朋友以為藥物的毫克數越大代
表越強，但不同藥物間因藥物當量[vii]
不同，不能用毫克數來分藥物強弱。

Q 鎮靜安眠藥
不能和酒一起使用？

A 是的。酒精中的乙醇會加成或協同中
樞神經抑制作用，增加藥物吸收又降
低代謝，可能會增加暈眩、嗜睡、協調能力降
低，增加跌倒、嘔吐物吸入等意外風險，更嚴
重者甚至會抑制呼吸而危及生命。而且藥物和
酒精會有「交互耐受」，長期飲酒會增加鎮靜安
眠藥耐受性，造成藥物越吃越重。

Q 鎮靜安眠藥類 可以自行在藥局購買嗎？

A 目前台灣管制藥品依習慣性、依賴性、濫用性及社會危害性的程度，共分為四級管理，第一級管制藥品的濫用性最強，以此類推；鎮靜安眠藥類皆屬於管制藥品第三級或第四級，需要有醫師處方箋才能取得，無法自行在藥局購買。若是醫師開立依賴性較強的第三級管制藥品（如：Triazolam、Flunitrazepam），還需另憑身分證明簽名領受。

---

vii 註：當量是指與某標準數量相對應的某個數量。

Q 鎮靜安眠藥物屬於管制藥，為什麼我在藥局可以買到「幫助睡眠」的藥物？

A 有一些藥物除了它的主要功效外，附加功效或是副作用也有助眠效果。在藥妝店常看到標示幫助睡眠的藥物，內容物大多是抗組織胺類，這種藥物主要是透過阻止組織胺與 H1 接受器結合來避免組織胺所造成的生理反應，常用來治療過敏；而 H1 接受器遍佈身體各處，也遍佈在中樞神經，而第一代抗組織胺親脂性高，容易通過大腦的血腦障壁到大腦中樞，產生鎮靜效果。

相較來說，新一代的抗組織胺親脂性較低，較沒有鎮靜效果。雖說第一代抗組織胺可以有類似安眠藥的效果，但它也有許多副作用，像是口乾舌燥、乾眼、視力模糊或複視、低血壓、心跳加速、排尿困難或便秘等，若本身有青光眼、攝護腺肥大、尿道阻塞，也不適合使用第一代抗組織胺藥物。

國外還有常見幫助睡眠的食品，如褪黑激素，但目前台灣衛福部認定褪黑激素是藥品，無法像國外一樣做為健康食品在架上販售。目前褪黑激素藥品有亞眠靚（學名：melatonin），於2020年通過台灣食藥署審核，雖不是管制藥品，但仍需要醫師處方才能購買。較新的幫助睡眠藥品還有柔速瑞（學名：Ramelteon），褪黑激素受體促效劑，對褪黑激素MT1及MT2受體都有高度親和性；雙重食慾激素受體拮抗劑達衛眠（學名：Lemborexant），可以阻斷Orexin A、Orexin B對食慾激素受體結合作用；這兩者皆不是管制藥品，可以幫助入睡和維持睡眠，無依賴性或成癮性風險，目前健保尚未給付，需要醫師處方和自費購買。

而部分抗憂鬱劑、情緒穩定劑、抗精神病劑也有鎮靜效果，使用藥物前一定要和醫師了解藥物的作用和可能副作用，以免出現症狀而讓自己更加焦慮。

第六章

從生活中調解壓力及情緒，與身體和諧共處

邁向健康的第一步，擺脫「坐式生活」

坐式生活（Sedentary lifestyle）是指每天清醒的時間有一半以上為坐式姿態，其實，這樣看似舒服的「坐式生活」會增加慢性壓力，是許多慢性病的危險因子，如心血管疾病、糖尿病、乳癌、大腸癌、憂鬱症等。世界衛生組織也指出，坐式生活是全球第四大致死的風險因子，僅次於高血壓、吸菸、高血糖之後。

在已開發國家中，每四人就有一人採取坐式生活，許多人的習慣是可以坐下就不站、有電梯搭絕不爬樓梯、停車時一定要找距離出入口最近的位置、會找各種理由跟自己說明天再運動……這樣一來，除了肥胖機率增高、生理機能下降外，還會對心理健康造成不良的影響，像是增加焦慮、憂鬱、自律神經失調、失眠機率等等。

◇ 運動可以有效降低死亡風險

運動會促進血液流動，使人體器官組織的供氧量增

加，讓我們在面臨不論是生理或心理壓力時都更有韌性，更能自我調適。實證資料顯示，運動可以促進心肺、肌肉骨骼、代謝健康，降低死亡率，即使是少量的身體活動也可降低死亡的機率。

在心理健康層面，有強力證據顯示短期運動可以活絡腦部血液循環，有助於放鬆、降低憂鬱、焦慮程度和憤怒，並且增加活力自信、幸福感和生活滿意度。除此之外，長期保持規律運動，還可以進一步預防憂鬱症、焦慮與增加睡眠品質。

◆ 規劃適合你的運動強度

根據「2020世界衛生組織身體活動和坐式行為準則」[5]，建議成人一週要進行150-300分鐘的中等強度有氧運動，或75-150分鐘的高強度有氧運動，並且一週兩次以上的中等或高強度的肌力訓練會對身心帶來更大的益處。

令人振奮的是，以往的觀念會強調一次至少要運動10分鐘以上，然而在最新準則中並沒有此限制，每次運動的時間都可以累加，對健康的益處也是劑量效應關係，就算是少量運動，比起沒運動，依然能增進身體健康。

那運動的強度該怎麼劃分呢？一般是用國際代謝當量（Metabolic Equivalent, MET）來評估，1 MET定義為每公斤體重每小時消耗一大卡的熱量。根據不同強度的MET

大致可分為以下幾種運動型態。

身體不活動，坐式靜態 （大約1 MET）	像是坐著使用電腦、看電視、開車，身體。
輕度身體活動 （1.1-2.9 MET）	指的是日常中不太費力的活動，可以流暢的說話、唱歌，像是散步、辦公室工作、日常生活起居。
中度身體活動 （3.0-5.9 MET）	是從事十分鐘以上還可以順暢對話但無法唱歌，開始會覺得有點累，呼吸和心跳加速，可能會流汗的活動，像是健走、一般速度騎腳踏車、游泳、桌球、太極拳、跳舞、高爾夫球（自己背球具）等等。
高強度身體活動 （>6 MET）	指的是無法邊活動邊順暢說話，會覺得很累，呼吸和心跳加速很多且流很多汗，像是快速中長距離跑步、競賽性運動、上山爬坡等。

　　建議大家可以每週安排至少2.5小時的健走、球類運動，或者1.25小時以上的重訓、路跑，可依據自己可運用的時間來進行運動強度的選擇。

◆ 規律運動難以維持？
　幫助你培養新習慣的方法

　　雖然知道運動有很多好處，但許多人下定決心要運動

後，可能剛開始的短期內有達到目標，但過一陣子之後便開始降低頻率，可能是因為工作加班、和朋友聚餐、做家事、想要休息時間、忙著追劇等各種因素而前功盡棄。

在建立一個習慣時，我們看得到長遠的好處，卻容易忽略執行過程中可能會遇到的困難，而高估了自己的自律程度，往往屈服於當下的誘惑，或一再拖延，畢竟比起要長久辛苦培養才能獲得回報，我們更希望立即獲得滿足。

對於培養規律運動或建立新的習慣，可以運用以下幾種方式來協助自己。

✔ 將運動和強烈誘因綁定

有運動才允許自己做一件快樂但會有罪惡感的事，比如說，你很喜歡手搖飲，可以和自己約定有運動 30 分鐘的那天，買一杯手搖飲或是在運動時追劇來犒賞自己。這個方法的前提是要把握原則，不能沒有運動就預支獎勵。

✔ 公開立約和訂定懲罰

獎勵和懲罰並行，會讓好的習慣更容易養成。在新冠疫情期間，友人將我加入了運動群組，每天固定時間就要開視訊一起運動，一個月內缺席最多次的人就要捐款新台幣 5000 元當作團體基金。那時因為害怕要捐款，每天時間一到就很認真開始運動，應該是我人生中少數這麼規律運動的時期。

因此，你也可以和身邊朋友公開訂下自己的運動約定，並且立下若沒有達到會有什麼樣的懲罰，可以是財務上的捐贈或是剝奪享樂的權利，像是一個月不能喝飲料等等。

✔ 增加運動的趣味性

可以依照自己對不同運動的喜好和可運用的時間，規劃一週的運動菜單。如果覺得每週重複太無聊，可以設計月菜單、季菜單，維持自己對運動的新鮮感。

若你從事的是競賽型運動，也可以藉由參加比賽，看到自己成績提升而獲得成就感，因此更願意增加投入運動的時間。

✔ 記錄運動和監測自我健康數據

可以利用智慧型手錶，記錄自己的運動時間和消耗的卡路里，並監測血壓、脈搏、體重、體脂、睡眠時間等健康數據，若能從規律運動讓自己變得更健康之中得到正向回饋，將會更有動力持續下去。

✔ 將運動列為一個重要行程

現代人生活緊湊，經常早早安排好下個月的行程，舉凡和大學同學聚餐、家族旅遊、和上司開會、出差等等。同樣地，你也要把運動視為一個固定行程，預先安排在行

事曆中，而且和其他行程視為同等重要，不能隨意取消。

　　當你認真看待它，把運動列為重要行程，久而久之就會建立起新的習慣，若突然不做，你還會覺得怪怪的呢！

　　想要擁有不焦慮的人生、良好的身心狀態，計劃性地經營健康的生活模式、擺脫坐式生活是必要的。現在就開始做出改變吧！

補充精神營養素，
吃出聰明與好心情

　　除了生活作息調整外，營養調節也可以改善我們的情緒，並且有益大腦健康，舒緩慢性壓力或焦慮、憂鬱帶來的症狀，讓大腦思緒更清晰。

　　地中海飲食法（Mediterranean diet）近年來頗受推崇，研究顯示它有助於降低糖尿病、高膽固醇、憂鬱症、

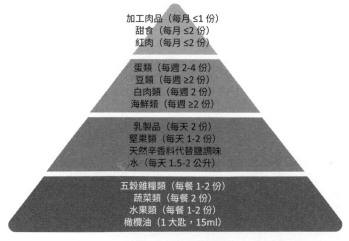

加工肉品（每月 ≤1 份）
甜食（每月 ≤2 份）
紅肉（每月 ≤2 份）

蛋類（每週 2-4 份）
豆類（每週 ≥2 份）
白肉類（每週 2 份）
海鮮類（每週 ≥2 份）

乳製品（每天 2 份）
堅果類（每天 1-2 份）
天然辛香料代替鹽調味
水（每天 1.5-2 公升）

五穀雜糧類（每餐 1-2 份）
蔬菜類（每餐 2 份）
水果類（每餐 1-2 份）
橄欖油（1 大匙，15ml）

地中海飲食法建議

失智風險，在《美國新聞與世界報導》中，它在每年最佳飲食評選中獨占鰲頭已五年，該評選由醫療專業人員綜合各種研究報告後將飲食型態進行排名，頗具公信力。

　　除此之外，針對有助於大腦健康的飲食，不妨也可以考慮麥得飲食（Mediterranean-DASH diet intervention for neurodegenerative Delay, MIND diet），此概念是由美國營養流行病學家瑪莎·克萊爾·莫里斯（Martha Clare Morris）與 Rush 大學醫學中心的團隊於2015年共同開發，結合兩種經過認證的優質飲食法長處──地中海飲食和得舒飲食（DASH diet），能夠長期保護大腦的健康，幫助改善認知功能，尤其是在情節記憶（一個發生在過去特定時間和地點的個人經歷集合）、語意記憶（關於世界

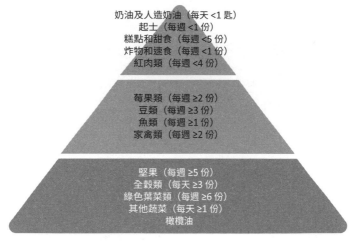

奶油及人造奶油（每天 <1 匙）
起士（每週 <1 份）
糕點和甜食（每週 <5 份）
炸物和速食（每週 <1 份）
紅肉類（每週 <4 份）

莓果類（每週 ≥2 份）
豆類（每週 ≥3 份）
魚類（每週 ≥1 份）
家禽類（每週 ≥2 份）

堅果（每週 ≥5 份）
全穀類（每天 ≥3 份）
綠色葉菜類（每週 ≥6 份）
其他蔬菜（每天 ≥1 份）
橄欖油

麥得飲食法建議

知識和事實的記憶）和知覺速度（視知覺能力和短暫記憶力）上，並且降低阿茲海默症的發生率。

◈ 保持身心健康的營養品及其機制

現代上班族外食居多，要完全遵循飲食法可能有些困難，相較之下，適時補充營養品更為簡單便利，加上劑量充足、易於吸收，建議大家可以納入保養大腦和情緒的另一種選擇。

有些營養品有助於平衡自律神經系統，有些則能夠改善睡眠品質或憂鬱焦慮等情緒問題。在使用營養品前，可以先諮詢醫師評估自身目前的情況，判定適合的營養品、需要服用的劑量、可能的副作用和服用方式。我在診間較常使用的營養品如下。

✔ Omega-3多元不飽和脂肪酸

壓力大時，是不是會覺得腦袋越來越鈍，思考速度變慢？以及隨著年歲增長，記憶力越來越差，剛記下來的待辦事項一轉頭就忘了？壓力、老化，與不健康的生活習慣，例如高糖飲食、缺乏運動、抽菸和酗酒等，都會讓我們的大腦神經細胞一直處在發炎和氧化狀態，降低神經傳導速度、破壞血腦屏障、加速腦部皮質萎縮、累積自由基[i]傷害腦細胞，細胞間的溝通也會減少，神經可塑性降低，

自然功能就慢慢下降。

Omega-3小檔案

主要功效	Omega-3多元不飽和脂肪酸是組成腦部、視網膜、神經系統的重要成分，包含有EPA（Eicosapentanoic acid）、DHA（Docosahexanoic acid）、ALA（α-linolenic acid）。可加速神經傳導，有助於腦部發育、視力維護、以及記憶與學習能力的提升和情緒改善。也可降低身體發炎反應，而且能穿過血腦屏障，進而改善神經細胞的發炎狀況。
攝取來源	EPA和DHA可以在魚和貝類中獲得，為營養品魚油中的成分。而ALA則可在亞麻籽、葡萄籽、核桃等中取得。

　　目前已經有充足的研究佐證，Omega-3多元不飽和脂肪酸對於憂鬱症的療效。就像是國際營養精神研究學會（International Society for Nutritional Psychiatry Research, ISNPR）便建議，憂鬱症急性期可以每日使用1-2g的EPA來加速治療或強化治療；急性治療之後，可以考慮加入Omega-3，以降低復發風險；而對於憂鬱症的高風險個案，亦可服用Omega-3作為預防。

　　除了撫平憂鬱情緒外，據研究證實，每日攝取大於

---

i 註：在人體，自由基是氧新陳代謝後的產物，會導致細胞發炎、老化或死亡。

2公克的Omega-3能有效改善焦慮症狀[6]。而對於注意力不足過動症，Omega-3也能帶來一定的助益[7,8]。長期使用EPA（>30個月）對於認知功能健康的成人來說，可以提升語言流暢度、記憶和視覺動作整合[9]。

除了腦部健康外，Omega-3多元不飽和脂肪酸對其他疾病也有實際幫助，尤其是心血管疾病，包含高三酸甘油脂和心肌梗塞的二次預防；而有些雖未拿到適應症[ii]，但國際醫學會或治療指引已經有推薦使用，像是關節炎、IgA腎炎、乾眼症，及癌症病人術前補充等。

對於體重過重（BMI>25）或懷孕／哺乳婦女、兒童、老年人等不喜歡或不適合使用藥物的族群，Omega-3同樣是個不錯的選擇，許多研究顯示EPA效果較DHA更好，也比較不會有增加低密度膽固醇的風險[10]。

▶ Omega-3與Omega-6的區別

早期大家的Omega-3和Omega-6攝取比例是1:1，但相較於Omega-3的抗發炎效用，Omega-6反而會增加細胞發炎的機率。所以記得調整自己Omega-3和Omega-6的攝取比例，保養自己的大腦，以維持最佳效率。

✔ 維生素 D

根據調查顯示，目前台灣約有 70% 以上成人維生素 D 濃度不足。若缺乏日曬加上飲食不均衡，容易影響正常生理機能。

維生素 D 小檔案

主要功效	有助於提升小腸對鈣質的吸收率，促進鈣與磷的再吸收，降低骨質疏鬆、牙齒脆弱狀況、維持肌肉的正常運作；不僅能讓免疫系統更加健全，據研究表示維生素 D 亦可降低流感風險。也能保護心血管，降低膽固醇和高血壓風險。
攝取來源	人體可以藉由曬太陽來合成維生素 D，或是從魚類、藻類、牛奶、大豆、菇類、五穀類等食品補充。

諸多自體免疫疾病個案體內常有維生素 D 缺乏情形，如適時補充，可調節 TH1 和 TH2，減緩症狀。而在情緒方面，近期的綜合分析（25 個臨床試驗，共 7,534 位個案）顯示，補充維生素 D 可以改善負向情緒，像是憂鬱症狀和焦慮症狀，每日至少要補充至 2000 IU，並持續服用八週以上 [11]。

---

ii 註：藥品的作用與用途根據藥品的藥理作用及臨床應用情況，將使用後確實具有療效的疾病列入適應症範圍，並且經過政府的核準。台灣的審核單位是衛生福利部食品藥物管理署。

市面上維生素 D 營養品的內容物為「非活性維生素 D3」（cholecalciferol），單位是 IU。根據美國國家衛生院（NIH）建議，1-70歲每日建議攝取600 IU，70歲以上則是提升到800 IU；若是想要改善負向情緒或是血中濃度過低，則初期補充的劑量要相對增加，並透過監測血中濃度來調整。

　　有些人會擔心補充過量的維生素 D 是否會中毒或是增加失智風險。目前並未有明確證據顯示補充市售的「非活性維生素 D3」和失智相關[12]。在安全性方面，血液中 25-hydroxyvitamin D 濃度大於 375 nmol/L 可能會有噁心感、嘔吐、肌肉無力、意識混亂、脫水、腎結石等副作用，但正常補充非活性維生素 D3，濃度很難超過 100nmol/L，大家可以放心補充。

透過正念，
改善大腦對情緒及壓力的
調適能力

　　經常有人問我，是否會被診間的負能量壓得喘不過氣。對心理工作者而言，增進大腦對壓力的抵抗力，保持自己最佳狀態，以提供個案專業建議是很重要的。除了前面所述的健康生活作息與飲食外，「正念」也是一個幫助大腦調適壓力的方式，更幫助了我度過許多低潮。

　　有些人可能誤會正念的「正」代表「正向」或「正確」，事實上，這是專有名詞翻譯後造成的混淆。正念的「正」比較接近「正在、當下」的意思。

　　正念的核心要素為：專注當下、初心、不批判、不刻意努力、保持開放並接納。簡單來說，就是透過充分覺察當下所發生的一切，活在此時此刻。藉著客觀、不批判的覺知，觀察每一刻的身心過程與環境，將會發現生命是一個不斷變化的過程，而你需要試著平靜地接受不同層面的體驗。

當我們處在正念狀態下時，會有意識地放下自己對事物的主觀看法，避免自動導航地陷入假想的情境裡。

◈ 正念的起源

正念的創始人為美國麻省理工學院分子生物學博士、麻薩諸塞大學醫學院榮譽醫學博士的喬·卡巴金（Jon Kabat-Zinn）。他於1979年結合傳統冥想靜修與當代科學研究，創立正念減壓法（Mindfulness-Based Stress Reduction, MBSR），在麻薩諸塞大學醫學院成立減壓門診，為慢性疼痛個案開設為期八週的正念課程。他邀請這些個案觀察並接納疼痛，後來他們確切感受到疼痛感降低，而後開啟一系列的臨床治療。

醫學界也有越來越多專家學者投入正念的研究，逐漸發展為一套經廣泛科學驗證的大腦保健方法。

◈ 正念的實證醫學

從1990年代至今，約有20000多個研究探討正念治療在醫學上的應用，像是睡眠障礙、慢性疼痛、憂鬱、焦慮、衝動和強迫症、注意力缺失、創傷壓力、飲食疾患、藥物濫用等[13]。

研究顯示在正念治療後，將對大腦產生以下影響：

正念對大腦產生的作用	帶來的功效
前額葉和海馬迴的灰質密度增加 [14]	增加大腦執行功能、提高工作效率。
減少杏仁核活動	在經歷負面事件時,能調節情緒、有效控制衝動。
對前扣帶皮層、紋狀體有正向影響	有助於提升專注力。
對腦島、內側前額葉、後扣帶皮層、楔前葉等腦區有正向影響 [15]	活化自我覺察的能力。

除此之外,正念也會促進免疫功能[16]與抑制大腦的能量被預設模式網路(Default Mode Network)所浪費[17,18]。綜合以上,證實正念治療對於專注力、記憶力、情感調控、自我覺察等相關大腦區域的影響是正面的,它讓我們更能融合感官訊息、調適衝動和壓力,同時增加大腦的可塑性、減緩大腦老化[15,16]。

◈ 正念治療如何進行?

國際知名的標準正念課程,包含:正念減壓、正念認知(Mindfulness-Based Cognitive Therapy, MBCT)、正念認知生活(Mindfulness-Based Cognitive Therapy for Life, MBCT-L)、正念自我慈悲(Mindful Self-

Compassion, MSC）、接納與承諾治療等。

以最常見的正念減壓課程來舉例，通常為期八週，每週進行2.5小時，課程包含身體掃描、呼吸覺察、正念伸展、行走靜觀、整體靜坐等。課程中，學員們會練習自我覺察並互相分享其中的心得，在課堂外，也要練習並做紀錄，讓正念融入生活當中。

平時，我最常練習的是身體掃描和正念伸展。以下提供簡單的方法給大家參考。

✔ 身體掃描

練習時，可以平躺搭配規律的呼吸，將注意力慢慢地移轉到身體各個部位，去感受那些部位的狀態，重建你和身體之間的連結。

有些人在練習時會很難察覺自己的某些部位，像是腳趾頭；有些人則會感覺到疼痛，可能那個部位連結了過往的創傷；有些人掃描到特定部位會因為特別煩燥而無法繼續；有些人還沒有掃描完就進入睡眠狀態……無論發生什麼事，都不要去評價它，保持耐心來經歷這個過程，接受自己當下的身體感覺與心理情緒，藉由反覆的練習，增進你對自己身體感受的覺察，並且提升對自我情緒變化的敏銳度。

✔ 正念伸展

如果覺得靜態的正念練習有點困難，可以先從動態的伸展開始，將注意力集中在活動的肢體上較為具體，而且更好執行。

正念伸展不講求高難度的動作，而是藉由簡單的肢體活動來覺察自我，和身體對話，在每個動作間了解自己的身體狀態，像是單腳平衡時感受到核心肌群在作用，同時也接納自己身體的限制。特別要提醒的是，身體伸展到自己可以承受的範圍即可，不要去挑戰極限，否則就失去了正念的本意。

我常將正念比喻作武俠小說中的「內功」，要藉由每天一點一滴的練習累積，增強自己大腦的可塑性，以應對高壓的外在環境，沒有一蹴可幾的捷徑。若能持之以恆，將其內化，便能有效提升自我對情緒的調節能力。

如何選擇
適合你的心理治療方法？

　　在人生的旅途中，無可避免地會面臨各式各樣的壓力，我們也會隨著經驗累積而學會如何去調適。然而，當遇到初次經歷又超乎負荷的挑戰時，很可能會出現身心失衡的情況。若你感到徬徨無助、難以開口向周遭親友求援或是他們幫不上忙的時候，你可以試試尋求心理治療。

　　心理治療有許多不同的模式和目標，廣泛來講，是治療師應用專業技巧，和個案形成一個治療性聯盟，協助在困境中的個案去抒發情緒、發現問題，並找出解決方法。

◆ 哪些狀況適合尋求心理治療？

　　心理治療處理的議題相當廣泛，有一個重點是，不是有精神疾病的人才做心理治療，也不是接受了心理治療就代表心理有問題或自己很脆弱。

　　心理治療的內容包含個人的生命歷程探索、空虛孤獨

感、各階段壓力調適（包含升學、職場、婚姻、育兒、健康）、各種人際間的關係不平衡（如與父母關係破碎、失戀、同儕排擠、上司欺壓、婆媳、兒女青春期）、面臨親友死亡的哀傷輔導等等。

心理治療也被應用在治療憂鬱症、焦慮症、躁鬱症、恐慌症、強迫症、創傷後壓力症候群、成癮問題、注意力不足過動症、自閉症等疾病。

◆ 心理治療的種類

英國心理學教授寇利（Cawley, R. H.）將不同的心理治療目標分為三個層級，治療師會依據個案當時的需要在不同層級中移轉：

表面層級	這個層級的治療目標是治療師利用同理包容、正向強化、正向處理防衛機制、協助因應技巧、重新架構問題等方法，使個案可以卸下問題的重擔，得到聆聽和在治療關係中舒緩當下的感受，像是支持性心理治療（supportive psychotherapy）就是屬於這一層級。
中間層級	治療目標是讓個案能在治療關係中知曉，治療師並不具有評斷性，讓個案可以安全地討論當前的問題，以及讓治療師澄清問題的本質和源頭，並面對個案的各種心理防衛機轉。

<table>
<tr><td>深
度
層
級</td><td>個案來尋求協助時所帶來的症狀，有可能是目前未察覺到的感受所引起，和過去的痛苦連結而且被隱藏起來。這一層級的治療目標不只是症狀緩解，而是鼓勵個案重新經驗早年令人困惑的歷程，尋找創傷源頭和內在衝突，連結當前症狀，並且透過重新經驗衝突，來疏導和重新整合內在心理及人際面向，使個案成為更圓滿和成熟的個體。精神動力取向心理治療（psychodynamic psychotherapy）就是屬於這一層級。</td></tr>
</table>

　　心理治療種類繁多，分為不同的取向，包括較常聽到的支持性心理治療、精神動力取向心理治療、認知行為治療、人際取向心理治療、辯證行為治療、敘事治療、藝術治療、音樂治療、遊戲治療等，還有處理伴侶間溝通或教養問題的伴侶治療和家族治療，以及利用團體成員本身的互動和治療師特定技術，使組織成員心理困境獲得改善的團體治療。

　　人本來就是複雜與多元的，所以每個人適合的治療取向也不盡相同，而隨著單一個案在不同時期遇到的困難或自我心理進展產生的變化，治療的層級也會調整或使用其他的方法。

◆ 如何選擇適合自己的治療師？

　　醫師通常是做疾病診斷和開立治療（藥物治療或非藥物治療），而治療師在台灣通常指心理師或是社工，他們

僅執行心理治療的部分。當然，有部分身心科醫師同時有在做心理治療。

　　有定期看診的個案，通常會請醫師評估自己的狀況，介紹適合的治療師。若沒有固定看診，在選擇心理治療前，可以根據年齡、想要討論的議題、偏好的取向來選擇。

- **年齡**：根據幼兒、學齡前、學齡兒童、青少年、成人、中年、老年，不同階段使用的治療方式各自迥異。年齡越小，個案口語表達尚未完全發達時，就需要運用非語言的治療技巧。每個治療師專長的年齡層不一樣，可以依個案的年齡來進行選擇。

- **要討論的議題**：每位治療師擅長的議題不同，像是職場議題、伴侶問題、親子衝突、孤獨、自我探索、哀悼等，你可以先設定好想解決的議題，並選擇相關專長之治療師。

- **治療取向**：如前所說，治療取向相當多，有一個方法是可以先閱覽治療師發表過的文章或是作品，看看他所闡述的觀念你是否認同。

　　不管任一種治療取向或治療師，都不存在所謂的好與壞，治療要有成效，關鍵在於你和治療師之間的同盟關係是否穩固，讓你們可以彼此信任，一起朝目標邁進。若是初談後，你發現目前的治療師不是你所期待的，要及時反應，視情況判斷該如何彼此調整以達到共識，或者更換治

療師，因為當信任關係不佳時，治療效果會大打折扣。

此處要提醒的是，心理治療效果的產生需要一段時間，不會在一兩次治療後就完全解決，所以在治療前也要和治療師討論療程所需的時間長短，以免與期待有落差，逐漸喪失回診動力。

◊ 心理治療的進行方式

常見個別治療的模式為50分鐘，每週進行一次，短期治療約為6-12次，長期治療有時會持續數年，治療次數要看治療師與個案合作進展的情況，可視需求彈性調整。

治療內容主要以談話的方式進行，有些治療師會搭配一些媒介，像是玩偶、藝術創作、音樂、沙遊等，有些還會安排「回家作業」，在下次治療時共同討論作業的成果。

伴侶、家族或是團體治療的治療時間較長，介於80-120分鐘，治療師會在治療中觀察成員們的互動，引導成員表達自己的想法與感受，讓彼此能理解，促進有效溝通，或是促使團體有普同感、資訊傳達、希望灌注、人際學習等療效。

近年來，在台灣接觸心理治療的人數持續上升，越來越多人重視心理健康。在西方國家，心理治療相當普遍，就像定期肌膚保養一樣，它是一種日常的心靈保養，讓我

們擁有健康的身心與足夠的韌性，可以繼續走在充滿挑戰的人生路上。

新興腦刺激治療

【腦刺激治療的應用案例】 ---

　　進入新興療法的介紹之前，想先和大家說明一種前述未曾提及的心理症狀──「焦慮型憂鬱」，這是我在診間經常遇到的一種憂鬱症亞型，尤其以忙碌日常生活的青年至中年族群居多。

　　焦慮型憂鬱的個案，通常不會感覺到活力下降或整天躺床，反而是極度焦慮，容易受到刺激或發怒，導致個案整天坐立不安，腦中的思緒不間斷，彷彿自己就像一顆未爆彈，個案經常會描述自己好像快要「躁鬱症」發作了！

　　根據臨床研究指出，焦慮型憂鬱個案自殺與物質濫用（如酒精、鎮靜安眠藥、毒品）的風險更高，卻常被誤診為焦慮症或恐慌症，加上個案原本能力就非常好，即使憂鬱狀況已經很嚴重了，也能以出眾的效率與紀律支撐起日常生活，導致旁人不易發現，但其實個案付出了很大的努力，才能熬過每一天。

經醫學實證發現，使用 rTMS 特製參數設定和刺激序列，針對「焦慮型憂鬱」個案的效果相當傑出，個案反芻與強迫思考也因此明顯得到改善。

面對焦慮，除了使用心理治療、藥物治療之外，現在也有新進的腦刺激治療可以選擇。對於不喜歡藥物治療或是對藥物治療效果反應不佳的個案，我們會建議嘗試看看。然而，因為這是自費項目，目前沒有納入健保，需要衡量自身的經濟狀況。

腦刺激治療一個療程約施打10-12次，總價約落在新台幣35000-50000元。台灣衛福部於2018年通過 rTMS（重複性經顱磁刺激）於臨床使用後，醫學中心和身心科診所陸續引進，目前已經相當盛行。

再來我將介紹目前現行許多人在使用後有效，並且經衛服部通過的 rTMS、CES（經顱微電流刺激）。個案可以與醫生討論自身狀況，再來評估是否適合此療法。

◇ rTMS：關於重複性經顱磁刺激

大腦的神經細胞是以調變細胞膜內外的電位差來傳遞訊號，產生動作電位後就可以將訊息傳到下一個神經細

胞，進而活化後面的神經迴路。rTMS便是利用強力且不斷變化的磁性脈波，引發神經細胞的電流傳遞，進一步影響大腦不同功能區域的活性與神經網路的連結性。

✔ rTMS 在憂鬱症治療的應用

rTMS對於神經細胞的影響和頻率有關，低頻刺激（<1Hz）會產生抑制效應，高頻刺激（最常見的為10Hz）則會產生活化效應；利用不同頻率的刺激，去興奮或抑制大腦神經細胞迴路，以改善症狀。

憂鬱症個案常呈現左側大腦背側前額葉（dorsolateral prefrontal cortex；以下簡稱DLPFC）活性低下，因此，對於憂鬱症的治療常以高頻TMS重複刺激左側的DLPFC。

要注意的是，單次TMS並沒有辦法長期改變，臨床上需要使用重複性刺激來治療，美國和台灣FDA核准於憂鬱症的療程也是使用10Hz刺激左側DLPFC，每次治療於20分鐘內施打3000發刺激，共需要接受20-30次的治療才完整。

因此，在TMS的前面加一個r，就表示這是重複性（repetitive）經顱磁刺激。rTMS針對藥物難治型憂鬱症或對抗憂鬱劑耐受性不佳的憂鬱症，成功率約為藥物治療的5倍，臨床施行時偶爾可以達到6-8倍的療效。

如果本身是對藥物反應不好或藥物副作用無法忍受、缺乏動力和嚴重反芻思考的憂鬱症個案，rTMS 是不錯的選擇。躁鬱症的鬱期或是產後憂鬱症，也可以考慮藉由 rTMS 療法來協助。

✔ rTMS 在其他疾病的應用

除了用以治療憂鬱症之外，醫學界也積極開發 rTMS 在不同領域的運用。美國 FDA 目前已經通過 rTMS 應用於強迫症。

另外，對於創傷後壓力症候群，研究指出 rTMS 可以修飾大腦先前所學習到的恐懼經驗，進而降低恐懼反應。

目前國外已核准或經研究證實有效的疾病還有失眠、焦慮症、慢性疼痛、恐慌症、偏頭痛、耳鳴、腦中風後運動認知後遺症、帕金森氏症或阿茲海默症一類的神經退化性疾病、厭食症、物質成癮等，相信未來會有更多的個案可以受惠於 rTMS。

✔ rTMS 的安全性

rTMS 屬於非侵入性的物理治療，透過放置在個案頭上的線圈產生磁場，證據顯示是安全的非游離電磁波，無須擔心放射線暴露增加和致癌風險，也不會造成皮膚受損。接受 rTMS 不需要麻醉，個案全程清醒，完成治療後可立即活動，更不會影響工作或學習能力。過往最受關注

的癲癇風險，經過近年來多項大型研究統計，已降低至0.003%，比抗憂鬱藥物的誘發機率更低。

許多民眾會關心孕婦是否可以接受 rTMS 治療。磁場強度會隨距離加大而減少，以媽媽頭部和子宮距離下的磁場強度低於神經細胞活化所需的強度，目前認為 rTMS 並不會影響胎兒，至今接受 rTMS 治療的孕婦所生下的小孩也沒有發育異常的報告。

唯頸部以上有金屬植入物（如血管夾、人工電子耳、植入式神經刺激器等）、顱內動脈瘤或腦損傷、曾經有癲癇病史者不建議接受 rTMS 治療。

整體而言，rTMS 療法是安全的。絕大部分接受 rTMS 的個案，僅在刺激當下有頭皮疼痛或頭部脹痛的感覺，經過兩次治療後就會慢慢習慣。少數治療結束仍有頭痛的人，服用一般止痛藥即可改善。

我們可以把 rTMS 視為大腦的物理治療，不會出現藥物治療造成的各種全身性副作用。

◆ CES：關於經顱微電流刺激

CES 在歐美國家有超過35年的臨床使用紀錄，美國FDA 核准為第二級醫療器材，用於治療失眠、焦慮、憂鬱、疼痛之安全有效的方法。

CES 利用極小的微安培電流[iii]刺激大腦，促進大腦皮層釋放主管情緒和睡眠的神經傳導物質，如腦內啡、乙醯膽鹼等，幫助大腦慢慢地回復自然狀態，達到調節情緒、改善異常腦波、強化 α 波（大腦放鬆狀態）、降低 δ 波（大腦睏倦疲勞狀態）、消除緊張感、緩解放鬆等效果。

目前約有超過100篇臨床驗證 CES 的臨床療效，研究顯示對於失眠的個案，CES 能增加睡眠時間、減少睡眠中斷，和增加整體的睡眠品質；也能有效減輕焦慮、改善憂慮及促進幸福感；有效減低大多數的疼痛感，包括急性疼痛、慢性疼痛和創傷後疼痛等。

✔ 使用 CES 的注意事項

CES 設備包含儀器與導電夾，儀器本身約手機大小，可以藉由掛繩掛在胸前，使用時將導電夾夾在耳垂上，按下開關就可以開始運作，使用者也能自行選擇刺激的強度和時間的長短。

這項設備使用方式簡單便捷，方便居家使用。在配戴期間看起來會就像是戴著有線耳機聽音樂一樣，可以趁著工作閒暇使用，也能同時搭配其他如冥想、讀書、追劇等靜態放鬆活動，更能有效放鬆心情。

---

iii 註：百萬分之一安培，小於一般低周波治療儀電流量的1%。

在台灣，個案可以和醫療院所租借，由醫師教導個案之後，讓他們回家自己使用。

而 CES 的療程通常是 4-6 週，每天約 40-60 分鐘，療程結束後，有些使用者效果可以持續，有些則可能需要間歇性使用，作為長期保養。

症狀較輕微的使用者可以單用 CES，若是症狀較嚴重者可以搭配藥物合併使用，甚至有助於減輕藥量。

根據我目前應用於個案上的經驗，CES 的使用回饋還不錯，焦慮的個案尤為適合。有一位 50 歲出頭的女性個案，診斷為廣泛性焦慮症，平時大小事情都會焦慮，總是坐立不安，睡眠品質也很差，經常一兩個小時就中斷一次。由於她不想服用藥物，於是選擇 CES，經過六周的治療後，她反映睡眠中斷的頻率降低，焦慮情緒也跟著大幅改善。

✔ CES 的安全性

使用 CES 幾乎很少產生明顯副作用，僅約 0.10% 機率引發頭痛，0.07% 機率發生皮膚過敏或發炎。

在剛開始使用，電流上升時可能感到輕微頭暈，但通常很快就緩解，不會持續太久，或者也可藉由調降電流來改善。但若是懷孕中或配戴心臟節律器者則不建議使用。

腦刺激治療的進步，可以讓擔心藥物副作用或是不能使用藥物的民眾，多了一項非藥物治療選擇。

紓解壓力的芳香療法

　　我很喜歡在睡前，使用精油擴香來緩和忙碌的日常，尤其鍾愛佛手柑的香氣，總能讓盤旋在工作上的心思安靜下來。閉上眼，香氣將帶領我到寧靜的巴特米爾湖邊，身心輕盈地進入夢鄉。

　　情緒是一種主觀狀態，也是我們用來應對外界刺激或表達內在的一種方式。有學者發現，大腦中和情緒最為相關的區域為邊緣系統，邊緣系統涵蓋下視丘、視丘前端神經核、扣帶迴、海馬迴、杏仁核等。

邊緣系統	對應的功能
下視丘	主要負責體溫、飢餓、口渴等重要生理機能和賀爾蒙調節。
扣帶迴	為情緒整合中心，接收著許多神經訊息。
海馬迴	擔負著記憶和空間定位的重責大任。
杏仁核	掌管情緒感知記憶，尤其是憤怒、害怕等情感創傷記憶，反應相當直接且迅速。

◆ 藏在大腦裡的情緒運作

從上述可以得知，邊緣系統掌控著我們的情緒反應，這些經由感覺器官接到的訊息，會藉著兩條路徑傳送到神經中樞，大部分的資訊是送到大腦皮質，理性分析後產生合理反應；另外一條路徑則是不經過大腦皮質，直接送到杏仁核，馬上產生反應，快速但缺乏理性。

其中，嗅覺是通往情緒的捷徑，受到氣味刺激後，直接把訊息傳到邊緣系統，與處理情緒的杏仁核、掌管學習記憶的海馬迴連結，因此，氣味很容易觸發情感連結的記憶，而且這條路徑不經過大腦皮質，嗅覺的反應是迅速且原始的。

像是有人聞到桂花香，小時候回鄉下探望奶奶的光景便瞬間浮現，孩提時代的無憂無慮就這樣在腦海中綻放開來，頓時可以讓人逃離當下的高壓狀態。要說嗅覺是最直接而且能喚起人類本能行為和情緒記憶的感官也不為過。

◆ 如何運用嗅覺來安撫情緒？

能散發出香氣的，令人直覺想到精油（Essential oil），這是一種天然混合物，存在於芳香植物的根、莖、葉、種子、花朵、果實的油囊中，具有獨特的氣味，藉由蒸餾、壓榨、脂吸、溶劑萃取等方式萃取，含量很少。以奧圖

玫瑰精油為例，需要約200朵玫瑰才能萃取出一滴玫瑰精油，所以真正的精油要價不菲。

芳香療法（Aromatherapy）便是透過精油，以嗅吸、擴香、沐浴、按摩等方式讓精油分子經由呼吸道或是皮膚吸收，不同的精油分子會促進人體不同生理系統的健康，像是抗發炎、保濕、舒緩情緒、調節自律神經等，越來越多人將之使用在輔助治療。

每種精油是由不同有機物質組成，像是烯類、酯類、醛類、酮類、酚類、醚類、氧化物等，而讓他們有各自不同的特性與效果。例如：倍半萜醇類具有消炎、淨化清潔的效果，像是廣藿香主要組成成分為廣藿香醇，屬倍半萜醇類，就常應用在皮膚發炎、濕疹、黴菌感染上。

精油分子在揮發後飄進鼻腔，由嗅覺上皮組織的嗅細胞接收，嗅細胞上的纖毛佈滿嗅覺接受器，氣味分子與嗅覺接受器結合，將訊息轉換成電子信號，興奮嗅神經，透過嗅神經將此訊息傳遞至大腦的嗅球，再傳至邊緣系統，進入情緒控制中心，透過調理腦內啡及血清素等神經傳導物質的作用，達到安定或提振情緒的效用，故推薦用嗅吸精油的方式來紓壓。

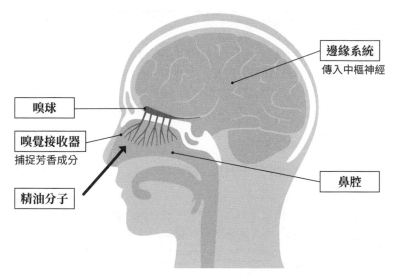

精油從鼻腔到大腦的傳導路徑

圖中標示：
邊緣系統
傳入中樞神經

嗅球

嗅覺接收器
捕捉芳香成分

精油分子

鼻腔

◆ 紓壓的精油配方

　　有這麼多種精油，到底要選擇哪些才能有效舒緩壓力呢？每個人喜歡的氣味不一樣，若是選擇有功效但氣味卻不喜歡的精油，也無法有效紓壓。以下針對不同功用列出精油配方，大家可以從中挑選適合自己的。

✔ 舒緩焦慮、穩定神經系統

　　現代人生活節奏快，往往一不小心就累積壓力，造成長期焦慮、沒有辦法好好休息的狀態。這時可以使用含有單萜烯、單萜醇、倍半萜醇或酯類的精油來穩定神經系統。

分類	精油來源
單萜烯類	柑橘類（甜橙、葡萄柚、檸檬、佛手柑）、松柏科、歐白芷根、乳香、歐洲冷杉、黑雲杉、甜馬鬱蘭。
單萜醇類	橙花、芳樟、芫荽籽、沉香醇百里香、花梨木、茶樹、玫瑰草。
倍半萜醇	廣藿香、穗甘松、岩蘭草。
酯類	快樂鼠尾草、苦橙葉、薰衣草、佛手柑、羅馬洋甘菊、義大利永久花、香蜂草、檸檬馬鞭草、橙花。

▷ 推薦配方

單帖烯類 + 單帖醇類；倍半帖醇類 + 酯類

- 乳香、甜馬鬱蘭、苦橙葉以2:1:3的比例調配
- 佛手柑、穗甘松、快樂鼠尾草以3:2:1的比例調配

✓ 慢性疲勞症候群

　　如果你有慢性疲勞的症狀，或因為長期工作而身心俱疲，除了單萜烯和單萜醇，含有倍半萜烯的大西洋雪松和含酚類的丁香可以幫我們緩解精神疲勞。

分類	精油來源
單萜烯類	歐洲赤松、黑雲杉、歐白芷根、杜松、甜馬鬱蘭。
單萜醇類	大馬士革玫瑰、百里酚百里香、花梨木。
倍半萜烯	大西洋雪松。
酚類	丁香。

▶ 推薦配方

· 大西洋雪松、杜松、花梨木以2:2:3的比例調配
· 黑雲杉、歐洲赤松、甜馬鬱蘭以1:1:1的比例調配

✔ 改善睡眠

　　據統計，台灣人每十位就有一位有慢性失眠，加上短期失眠的人口，受失眠所苦的人數相當可觀。許多人希望先不使用鎮定安眠藥物，而是用非藥物的治療方式來協助自己，此時，芳香療法就是很好的替代選項。可以選用含有單萜烯、單萜醇、倍半萜醇、酯類、醛類等助眠成分來提高睡眠品質。

分類	精油來源及其助眠成分
單萜烯類	甜橙（檸檬烯）、乳香（α 蒎烯、β 丁香油烴）、佛手柑（檸檬烯、乙酸沉香酯）、甜馬鬱蘭（γ- 萜品烯）。
單萜醇類	甜羅勒（沉香醇）、天竺葵（香茅醇）。
倍半萜醇	檀香（檀香醇）、岩蘭草（岩蘭草醇及岩蘭草烯）、纈草（纈草烯酸）。
酯類	真正薰衣草（沉香醇及乙酸沉香酯）、安息香（苯甲酸苯甲酯）、橙花（沉香醇及乙酸沉香酯）、苦橙葉（沉香醇及乙酸沉香酯）、快樂鼠尾草（乙酸芳樟酯）。
醛類	香蜂草（檸檬醛、香茅醛）。

▶ 推薦配方

- 真正薰衣草＋快樂鼠尾草＋苦橙葉以 1:1:1 的比例調配
- 真正薰衣草＋甜馬鬱蘭＋天竺葵以 1:1:1 的比例調配
- 纈草＋佛手柑＋岩蘭草以 4:2:1 的比例調配

✔ 增進血清素

　　如果你長期覺得沒有動力、情緒低迷、喪失信心、對生活不抱期待的話，可以試試會增進血清素分泌的精油，比方說：有乙酸沉香酯的真正薰衣草，或是含醚類的甜茴香。另外談到驅趕憂鬱，絕對會提到含間苯三酚衍生物的聖約翰草。

分類	精油來源
酯類（含乙酸沉香酯）	真正薰衣草、快樂鼠尾草、苦橙葉、佛手柑。
醚類	甜茴香。
酚類	聖約翰草浸泡油／純露。

▶ 推薦配方

- 佛手柑＋甜茴香以1:1比例調配，基底油使用聖約翰草浸泡油

一週舒緩焦慮菜單

	星期一	星期二	星期三	星期四
早餐	鮮奶＋ 綜合穀片	無糖豆漿＋ 雜糧麵包	無糖優格＋ 堅果＋莓類	鮮奶＋ 綜合穀片
上午				工作時間
中餐		健康餐盒（青菜2份＋豆腐／菇類／蛋1份＋ 水煮雞／豬／魚／牛1份＋糙米飯1份）		
下午				工作時間
晚餐	腰果雞丁＋ 青菜2份＋ 糙米飯0.5份	煎鮭魚＋ 青菜2份＋ 糙米飯0.5份	番茄肉燥蛋＋ 青菜2份＋ 糙米飯0.5份	蒜香牛肉杏鮑菇＋ 青菜2份＋ 糙米飯0.5份
晚上	芳香療癒 （洗熱水澡搭 配音樂）	飛輪運動 一小時 ➡ 喜愛 的影集2集	藝術活動 課程（烘培、 插花、作畫）	拳擊有氧一小時 ➡ 家裡清掃
睡前	正念身體掃描	正念呼吸	正念身體掃描	正念呼吸

健康的生活習慣會帶來好心情，以下的舒緩焦慮菜單，
能幫助我們減輕壓力、提升免疫力（部分食物可以根據自己的喜好替換）。

星期五	星期六	星期日
無糖優格 + 堅果 + 莓類		無糖豆漿 + 雜糧麵包
	慢跑一小時 ↓ 沖澡 ↓ 早午餐	
		一日近郊踏青 + 中餐當地美食
	咖啡廳閱讀 或學習新知	
		酸白菜水煮魚 + 青菜2份 + 糙米飯0.5份
朋友聚餐小酌日	家人團聚用餐日	整理下一週需要的 工作資料與規劃行程 ➡ 居家瑜伽一小時
正念身體掃描	正念呼吸	正念呼吸

◆ 飲食建議

由於上班日的午休時間較為緊湊，若自帶便當加熱或直接購買健康餐盒都是不錯的選擇。目前市面上的健康餐盒眾多，也強調少鹽、少油、少糖（亦可選用下表的紓壓食材互相搭配）。

如果晚餐時間比較充裕，建議試著下廚為自己料理一餐，同時增加生活樂趣。另外，一週有幾餐可以放鬆一下隨意吃，像是親友聚會或外出遊玩，太嚴格限制自己反而會產生更多的壓力。

最後，要提醒已經出現自律神經失調症狀的朋友，減少攝取咖啡因，考慮用洋甘菊茶等無咖啡因茶來代替飲品。

◆ 紓壓食材

Omega-3 多元不飽和脂肪酸	加速神經傳導，有助於腦部發育、記憶與學習能力的提升和情緒改善，像是魚類、貝類、亞麻籽、核桃就富含 Omega-3。
色胺酸	快樂賀爾蒙血清素的原料。一旦色胺酸不足，不夠製造血清素和褪黑激素，就可能出現焦慮、憂鬱、失眠情形。色胺酸存在於高蛋白質食物中，像是肉類、豆類、杏仁、核桃、芝麻、牛奶、起司、優格、香蕉等。

維生素 B 群	參與身體能量代謝，缺乏時會有乏力或疲倦感，尤其是菸鹼酸（B3），若攝取不足易有情緒不穩、焦慮、易怒產生。可以在全穀類、酵母、堅果、糙米、牛奶、蛋、瘦肉、豆類、香菇、木耳、動物內臟、牡蠣、深色蔬菜等當中獲得。
維生素 C	抗氧化，可以清除自由基，擔任身體氧化還原反應的重要角色，人體在壓力下會需要更多的維生素 C。存在於番茄、奇異果、甜椒、莓類、花椰菜等眾多蔬果當中。
鈣	神經傳導協調及肌肉放鬆，含量較多如芥藍、莧菜、綠豆芽、紅鳳菜、川七、小白菜、牛奶、優酪乳、優格、起司、吻仔魚、小魚乾、豆腐、豆干、黑芝麻等。
鎂	安定神經系統，幫助肌肉放鬆和減緩壓力。存在於甘藍菜、菠菜、燕麥、腰果、胡桃、昆布、南瓜子、牛蒡之中。
鋅	抗氧化劑，對抗自由基，身體重要輔酶，缺乏時常出現倦怠無力、抵抗力下降、認知功能變差等。平時可從全穀類、動物內臟、堅果、腰果、蛋黃、海鮮、洋菜中補充。

參考文獻

第一章 為什麼總是感到疲倦，卻無法好好休息？

1. Huang WL, Chang LR, Kuo TB, Lin YH, Chen YZ, Yang CC. Gender differences in personality and heart-rate variability. Psychiatry Res. 2013 Oct 30;209(3):652-7. doi: 10.1016/j.psychres.2013.01.031. Epub 2013 Mar 15. PMID: 23499230. Bleil ME, Gianaros PJ, Jennings JR, Flory JD, Manuck SB. Trait negative affect: toward an integrated model of understanding psychological risk for impairment in cardiac autonomic function. Psychosom Med. 2008 Apr;70(3):328-37. doi: 10.1097/PSY.0b013e31816baefa. Epub 2008 Mar 31. PMID: 18378862. Miu AC, Heilman RM, Miclea M. Reduced heart rate variability and vagal tone in anxiety: trait versus state, and the effects of autogenic training. Auton Neurosci. 2009 Jan 28;145(1-2):99-103. doi: 10.1016/j.autneu.2008.11.010. Epub 2008 Dec 6. PMID: 19059813.

第四章 現代人的新興疾病，這些健康殺手正入侵你的生活

2. 網路使用習慣自我篩檢量表，取自衛生福利部心理健康司。https://dep. mohw.gov.tw/DOMHAOH/cp-4104-45972-107.html

3. Mental Health, Substance Use, and Suicidal Ideation During the COVID-19 Pandemic — United States, June 24–30, 2020 Weekly / August 14, 2020 / 69(32);1049–1057

4. Characterization of Autonomic Symptom Burden in Long COVID: A Global Survey of 2,314 Adults

第六章 從生活中調解壓力及情緒，與身體和諧共處

5. 2020年世界衛生組織身體活動和坐式行為準則：Bull FC, Al-Ansari SS, Biddle S, Borodulin K, Buman MP, Cardon G, Carty C, Chaput JP, Chastin S, Chou R, Dempsey PC, DiPietro L, Ekelund U, Firth J, Friedenreich CM, Garcia L,

Gichu M, Jago R, Katzmarzyk PT, Lambert E, Leitzmann M, Milton K, Ortega FB, Ranasinghe C, Stamatakis E, Tiedemann A, Troiano RP, van der Ploeg HP, Wari V, Willumsen JF. World Health Organization 2020 guidelines on physical activity and sedentary behaviour. Br J Sports Med. 2020 Dec;54（24）:1451-1462. doi: 10.1136/bjsports-2020-102955. PMID: 33239350; PMCID: PMC7719906.

6. Su KP, Tseng PT, Lin PY, Okubo R, Chen TY, Chen YW, Matsuoka YJ. Association of Use of Omega-3 Polyunsaturated Fatty Acids With Changes in Severity of Anxiety Symptoms: A Systematic Review and Meta-analysis. JAMA Netw Open. 2018 Sep 7；1（5）:e182327. doi: 10.1001/jamanetworkopen.2018.2327. PMID: 30646157；PMCID: PMC6324500.

7. Chang JP, Su KP, Mondelli V, Satyanarayanan SK, Yang HT, Chiang YJ, Chen HT, Pariante CM. High-dose eicosapentaenoic acid（EPA）improves attention and vigilance in children and adolescents with attention deficit hyperactivity disorder（ADHD）and low endogenous EPA levels. Transl Psychiatry. 2019 Nov 20；9（1）:303. doi: 10.1038/s41398-019-0633-0. PMID: 31745072；PMCID: PMC6864068.

8. Chang JP, Su KP, Mondelli V, Pariante CM. Omega-3 Polyunsaturated Fatty Acids in Youths with Attention Deficit Hyperactivity Disorder: a Systematic Review and Meta-Analysis of Clinical Trials and Biological Studies. Neuropsychopharmacology. 2018 Feb；43（3）:534-545. doi: 10.1038/npp.2017.160. Epub 2017 Jul 25. PMID: 28741625；PMCID: PMC5669464.

9. Malik A, Ramadan A, Vemuri B, Siddiq W, Amangurbanova M, Ali A, Welty FK. ω-3 Ethyl ester results in better cognitive function at 12 and 30 months than control in cognitively healthy subjects with coronary artery disease: a secondary analysis of a randomized clinical trial. Am J Clin Nutr. 2021 May 8；113（5）:1168-1176. doi: 10.1093/ajcn/nqaa420. PMID: 33675344；PMCID: PMC8243604.

10. Burke MF, Burke FM, Soffer DE. Review of Cardiometabolic Effects of Prescription Omega-3 Fatty Acids. Curr Atheroscler Rep. 2017 Nov 7；19（12）:60. doi: 10.1007/s11883-017-0700-z. PMID: 29116404.

11. Cheng YC, Huang YC, Huang WL. The effect of vitamin D supplement on negative emotions: A systematic review and meta-analysis. Depress Anxiety. 2020 Jun；37（6）:549-564. doi: 10.1002/da.23025. Epub 2020 May 4. PMID: 32365423.

12. Kang JH, Vyas CM, Okereke OI, Ogata S, Albert M, Lee IM, D'Agostino D, Buring JE, Cook NR, Grodstein F, Manson JE. Effect of vitamin D on cognitive decline: results from two ancillary studies of the VITAL randomized trial. Sci Rep. 2021 Dec 1；11（1）:23253. doi: 10.1038/s41598-021-02485-8. PMID: 34853363；PMCID: PMC8636504.

13. Wielgosz J, Goldberg SB, Kral TRA, Dunne JD, Davidson RJ. Mindfulness Meditation and Psychopathology. Annu Rev Clin Psychol. 2019 May 7;15:285-316. doi: 10.1146/annurev-clinpsy-021815-093423. Epub 2018 Dec 10. PMID: 30525995; PMCID: PMC6597263.

14. Hölzel BK, Carmody J, Vangel M, Congleton C, Yerramsetti SM, Gard T, Lazar SW. Mindfulness practice leads to increases in regional brain gray matter density. Psychiatry Res. 2011 Jan 30;191(1):36-43. doi: 10.1016/j.pscychresns.2010.08.006. Epub 2010 Nov 10. PMID: 21071182; PMCID: PMC3004979.

15. Tang YY, Hölzel BK, Posner MI. The neuroscience of mindfulness meditation. Nat Rev Neurosci. 2015 Apr;16(4):213-25. doi: 10.1038/nrn3916. Epub 2015 Mar 18. PMID: 25783612.

16. Davidson RJ, Kabat-Zinn J, Schumacher J, Rosenkranz M, Muller D, Santorelli SF, Urbanowski F, Harrington A, Bonus K, Sheridan JF. Alterations in brain and immune function produced by mindfulness meditation. Psychosom Med. 2003 Jul-Aug;65(4):564-70. doi: 10.1097/01.psy.0000077505.67574.e3. PMID: 12883106.

17. Bauer CCC, Rozenkrantz L, Caballero C, Nieto-Castanon A, Scherer E, West MR, Mrazek M, Phillips DT, Gabrieli JDE, Whitfield-Gabrieli S. Mindfulness training preserves sustained attention and resting state anticorrelation

between default-mode network and dorsolateral prefrontal cortex: A randomized controlled trial. Hum Brain Mapp. 2020 Dec 15;41(18):5356-5369. doi: 10.1002/hbm.25197. Epub 2020 Sep 24. PMID: 32969562; PMCID: PMC7670646.

18. Harrison R, Zeidan F, Kitsaras G, Ozcelik D, Salomons TV. Trait Mindfulness Is Associated With Lower Pain Reactivity and Connectivity of the Default Mode Network. J Pain. 2019 Jun;20(6):645-654. doi: 10.1016/j.jpain.2018.10.011. Epub 2018 Nov 27. PMID: 30496832.

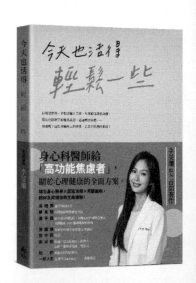

今天也活得輕鬆一些

──身心科醫師給「高功能焦慮者」，關於心理健康的全面方案

作　　者｜李旻珊

責任編輯｜鄭世佳 Josephine Cheng
　　　　　李雅蓁 Maki Lee
責任行銷｜袁筱婷 Sirius Yuan
封面裝幀｜倪旻鋒
版面構成｜黃靖芳 Jing Huang
校　　對｜許芳菁 Carolyn Hsu

發 行 人｜林隆奮 Frank Lin
社　　長｜蘇國林 Green Su

總 編 輯｜葉怡慧 Carol Yeh
主　　編｜鄭世佳 Josephine Cheng
行銷主任｜朱韻淑 Vina Ju
業務處長｜吳宗庭 Tim Wu
業務主任｜蘇倍生 Benson Su
業務專員｜鍾依娟 Irina Chung
業務秘書｜陳曉琪 Angel Chen
　　　　　莊皓雯 Gia Chuang

發行公司｜悅知文化　精誠資訊股份有限公司
地　　址｜105台北市松山區復興北路99號12樓
專　　線｜(02) 2719-8811
傳　　真｜(02) 2719-7980
網　　址｜http://www.delightpress.com.tw
客服信箱｜cs@delightpress.com.tw
ISBN：978-986-510-269-2
初版一刷｜2023年02月
建議售價｜新台幣360元

國家圖書館出版品預行編目資料

今天也活得輕鬆一些——身心科醫師給「高功能焦慮者」，關於心理健康的全面方案／李旻珊著. -- 初版. -- 臺北市：悅知文化 精誠資訊股份有限公司, 2023.02
256面；14.8×21公分
ISBN 978-986-510-269-2 (平裝)
1.CST:焦慮症 2.CST:心理治療

415.992　　　　　　　　　112001262

本書若有缺頁、破損或裝訂錯誤，請寄回更換
Printed in Taiwan

自訂你的一週舒緩焦慮菜單

	星期一	星期二	星期三	星期四
早餐				
上午				
中餐				
下午				
晚餐				
晚上				
睡前				

星期五	星期六	星期日